混合牙列期咬合诱导

[日]町田幸雄　著

白 玉 娣　译

陕西新华出版传媒集团

陕西科学技术出版社

图书在版编目（CIP）数据

混合牙列期咬合诱导/（日）町田幸雄著；白玉娣译.
—2版.—西安：陕西科学技术出版社，2018.3
ISBN 978-7-5369-7216-2

Ⅰ.①混… Ⅱ.①町…②白… Ⅲ.①儿童-牙-保健
Ⅳ.①R788

中国版本图书馆 CIP 数据核字（2018）第 050581 号

混合牙列期咬合诱导

（日）町田幸雄著 白玉娣译

责任编辑	付 琨
封面设计	萨木文化

出 版 者	陕西新华出版传媒集团 陕西科学技术出版社
	西安北大街 131 号 邮编 710003
	电话（029）87211894 传真（029）87218236
	http://www.snstp.com
发 行 者	陕西新华出版传媒集团 陕西科学技术出版社
	电话（029）87212206 87260001
印 刷	陕西金和印务有限公司
规 格	889mm×1194mm 16 开本
印 张	12.25
字 数	300 千字
版 次	2014 年 8 月第 1 版
	2018 年 3 月第 2 版
	2018 年 3 月第 2 次印刷
书 号	ISBN 978-7-5369-6179-1
定 价	180.00 元

作者介绍

　　町田幸雄教授，日本著名儿童口腔医学专家。目前为日本小儿齿科研究所所长，日本东京齿科大学和中国多所医科院校的名誉教授。曾任日本东京齿科大学小儿齿科学讲座主任教授达 33 年之久，在儿童口腔系统的生长发育、各种儿童口腔疾病、儿童时期的咬合诱导（即儿童错𬌗畸形的预防和早期矫治）等方面，进行了长期深入细致的研究，其研究工作受到日本儿童口腔领域同行的广泛关注和赞誉，大量研究结果被应用在儿童口腔疾病的预防和诊治中。町田幸雄教授长期从事儿童口腔疾病的临床治疗工作，对儿童口腔领域相关的生长发育、生理、病理等的基础和临床医学知识的研究有着很高的造诣，撰写了多部儿童口腔领域具有很高影响力的口腔医学专著，已被翻译成多种文字在多个国家出版。町田幸雄教授希望将其毕生的研究成果翻译并在中国出版，以指导更多中国的儿童口腔医师的临床工作。

译者介绍

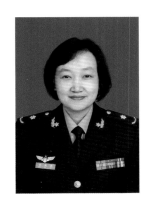

　　白玉娣，医学博士，空军军医大学（第四军医大学）口腔医院儿童口腔科副教授、副主任医师，硕士研究生导师，日本东京齿科大学访问学者。1998 年毕业于第四军医大学，2008 年获博士学位。长期从事儿童口腔医学临床、教学、科研工作，擅长儿童龋病、牙体牙髓病、儿童牙外伤、咬合诱导等方面儿童口腔疾病的诊治。主持国家自然科学基金、省部级基金、国际合作基金等多项基金项目。参编专著教材 6 部。发表了国际国内学术论文 30 余篇。长期承担第四军医大学口腔医学专业学生的理论、实验、见习及临床实习等多轨道的儿童口腔医学教学任务。

特别致谢

在本书编写过程中，我特别希望感谢的是：

一世出版株式会社（日本）

药师寺仁　教授（日本东京齿科大学名誉教授）

坂部由香里　女士（日本）

空军军医大学（第四军医大学）　刘侃　教授

正是你们的支持，我才能顺利地完成这项工作。

序 文
——写在阅读本书之前

当乳前牙在口腔内萌出后，有时会出现短时间内由正常咬合变为反𬌗的情况。在以前很多孩子患有严重龋坏的年代，经常会见到牙冠大部分崩解破坏、上下颌完全接触、咬合高度也完全丧失的孩子。另外，也有磨牙颊、舌侧异位萌出，很快形成锁𬌗、后牙反𬌗症状的孩子。一般而言，即使孩子短时间内有这种向不正常方向转变的情况，也基本不会伴有不舒适的症状而令人担心。但是另一方面，从临床实践可知，利用这个不会产生什么不舒适的反应，且处在适应性强的生长发育期进行咬合诱导的治疗，能够获得极有效的稳定的咬合状态。而且，笔者等和来自国内外的生长发育相关研究结果也证明了咬合诱导的有效性。

口腔领域的生长发育通常是从前牙开始向后方磨牙部进行。如果混合牙列期发现了错𬌗畸形，那么在混合牙列的什么时间开始治疗更好呢？目前还没有定论。因此，本书不仅记述了生长发育的部位及其特征，而且，对于"哪个部位出现错𬌗畸形，什么时候应该开始治疗是最佳的时间"等等问题都进行了详细叙述。在混合牙列的前牙替换期，会出现很多错𬌗畸形，不能仅限于对其进行预防。与此相应，当侧方牙群替换时，如果能保持乳牙侧方牙群健全，则可以预防前磨牙和第一磨牙部的很多错𬌗畸形的发生，也能够使得应该治疗的病例减少。但是恒牙列期第二磨牙萌出时，必须注意由于第二磨牙的颊、舌侧移位，会出现锁𬌗和后牙反𬌗。笔者想要强调的，在本书封面也提出了：认为前牙区和磨牙区排列空间各有界限，即前牙和磨牙各有各的排列位置范围。所以原则上，发生在两个领域内的错𬌗畸形，应该在各自领域内治疗解决。虽然那么说，两者间稍有领域转让的情况也是有的。那就是在切牙替换期时，必须利用尖牙萌出之前的短时期进行治疗，不能放过这个时期。

咬合诱导，应选择生长发育中尽可能早的适当时间开始实施，这是非常重要的。本书以混合牙列期为中心，记述了相关的咬合诱导内容。当然，从乳牙列期开始需要治疗的错𬌗畸形也颇多。所以，在阅读本书之际，请同时阅读先期出版的《乳牙列期咬合诱导》一书，确信对咬合诱导会有更深的理解。本书出版之际，笔者对东京齿科大学小儿齿科学讲座当时的诸位医师们、日本小儿齿科研究所的诸位医师们和日本一世出版株式会社各位的通力合作深表感谢。

日本小儿齿科研究所　町田幸雄
2012 年 1 月

前　言

　　儿童口腔医学是一门综合学科，研究处于生长发育阶段的儿童和青少年的牙齿、牙列、颌骨及软组织等的形态和功能、诊断、治疗和预防其口腔疾病。儿童口腔医学的预防和诊治目标是使儿童最终形成功能健全、外形整齐美观的恒牙列及正常咬合关系。咬合诱导是儿童口腔医学这门学科中非常重要的内容。

　　町田幸雄教授是日本著名儿童口腔医学专家，他所编著的《混合牙列期咬合诱导》是其长期临床研究和实践的宝贵结晶，该书全面阐述了儿童乳恒牙替换时期口腔领域的发育过程，尤其是牙列、牙弓、牙槽骨的宽度、长度发育和变化规律，以及其对恒牙萌出和排列的影响；列举了儿童乳恒牙替换过程中出现的各种各样的常见问题和口腔疾患，及其对牙齿替换、排列和咬合的不良影响；并重点介绍了行之有效的预防和治疗方法，是一部指导儿童口腔临床工作的重要论著。

　　我国儿童数量众多，口腔疾病发生率高、危害大，许多地区尚无专门治疗儿童口腔疾病的医疗机构，同时，由于儿童饮食结构和不良习惯等因素，使得牙齿替换期错𬌗畸形的发生率增高。加之我国多数地区的儿童口腔医学尚属于一门较新的学科，在咬合诱导治疗方面还缺乏成熟的经验可以借鉴和利用，使得患儿往往错失了早期最佳的治疗时期，不仅给将来的正畸治疗造成困难，也使得儿童颌面部畸形进一步加重，影响了后期的治疗效果。

　　《混合牙列期咬合诱导》全面列举了临床上遇到的常见问题，作为儿童口腔科的工具书，不仅可以指导临床医师正确治疗儿童患者，而且可以作为儿童口腔科的教科书，指导口腔专业学生学习儿童口腔科知识，是一部难得的实用专科书籍，填补了我国在儿童口腔咬合诱导领域的空白。

空军军医大学(第四军医大学)口腔医院院长

教授　主任医师　博士生导师

目　录

第3章　第一磨牙口腔内萌出时期的咬合诱导

第4章　前方牙群替换期的咬合诱导

第5章 侧方牙群替换期和第二磨牙萌出期的咬合诱导

1

乳恒牙替换期咬合诱导应具备的知识

○ 咬合诱导成功的关键：选择恰当的发育期，使得形态功能正常化

○ 对咬合诱导重要的恒牙发育和出龈时间、出龈顺序

○ 口腔颌域生长发育对咬合诱导有利

1 咬合诱导成功的关键： 选择恰当的发育期，使得形态功能正常化

在我国，通常正畸医师对于从乳恒牙替换期，即混合牙列期开始的正畸治疗，有刻意回避的倾向，多从进入恒牙列期时开始治疗。而儿童口腔医师对于乳牙列期、混合牙列期的错𬌗畸形、牙列不正很担心，并且目前接诊的这类患儿越来越多。因此，我们须积极响应这种需求，在乳恒牙替换期进行相应治疗。但是，可能未必会取得很好的结果。为此，查阅分析了笔者本人治疗的病例，经过长期随访，发现疗效好的病人相当多。另一方面，笔者寻访过正畸专业医师发现，即使是正畸专业医师处理的病例，也有屡屡出现复发的情况。

Little R. M.，华盛顿大学牙科学院正畸医师，收集总结了各种条件下经过长期治疗后的病例，发表了题为《牙弓排列的稳定性和复发》的论文[1]。其中，为消除拥挤而采用拔除前磨牙治疗的病例中，经长期治疗后，取得良好效果的只占30%，因此为防止复发，强调要终生保持。另外，在混合牙列期中，使牙弓周长增大的病例保持后，约89%出现临床排列状态不满意。而且，保持时间的长短、治疗开始的年龄、性别、Angle分类、各种口腔内模型、头颅测量值等，以及这些因素各个组合后经长期随访，成功或不成功的预测等难以做到。这些问题都需要长期的研究来解决。

正畸治疗包括动态、静态（保持）2大类治疗。永久保持意味着终生持续治疗，无法结束。可能说得严重，但笔者认为动态治疗结束仅仅完成了50%的正畸治疗而已，剩余50%是静态治疗。笔者认为目前的动态治疗，即牙齿移动相关技术已达到了相当高的程度，今后的正畸研究会集中在静态治疗上。

笔者对有关牙列、牙槽、上腭部、咬合等，进行了从3岁到20岁、每隔2个月一次的细致研究，以及长年持续每隔4个月的临床观察，认为咬合诱导须选择生长发育恰当的时期进行，以获得较稳定的状态，并能够得以维持。

牙列、牙槽嵴等的发育大致完成的时期因部位而异。图1-1表示发育一般从牙列前方开始，向后方进行，因此在恰当的时期进行治疗非常重要，不能错过这个发育期。

笔者认为前牙区和磨牙区以尖牙为界限，有排列区间的限定。特别在牙齿萌出结束时，各个牙齿位置已固定，如果勉强移动，则返回原状态的力发生效力。因此原则上，前牙在前牙区、磨牙在磨牙区的间隙不足必须补上。所以，必须知道前牙区拥挤如用磨牙区间隙补足的情况是造成复发的主要原因。而混合牙列期如果发生错𬌗畸形，何时治疗更好？选择处于生长发育期的部位进行改善是非常重要的。前牙区和磨牙区的排列间隙的关系能够稍稍互相让步的时期就是恒尖牙萌出结束之前，即尖牙区生长发育期。咬合诱导结束必须达到形态更加正常，各种功能保持正常状

态。而当牙列·牙槽嵴生长发育大致完成后进行正畸治疗时，形态即使达到正常，功能也难以正常化，因此复发情况多见。

■图1-1

牙列、牙槽嵴的发育进行方向

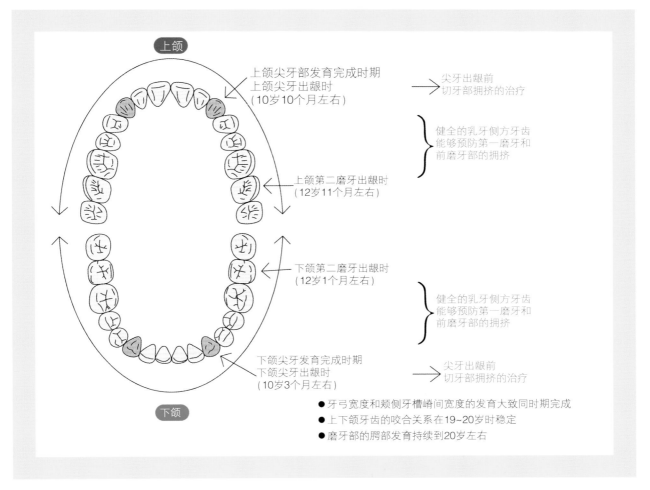

上颌

上颌尖牙部发育完成时期
上颌尖牙出龈时
（10岁10个月左右）

尖牙出龈前
切牙部拥挤的治疗

健全的乳牙侧方牙齿
能够预防第一磨牙和
前磨牙部的拥挤

上颌第二磨牙出龈时
（12岁11个月左右）

下颌第二磨牙出龈时
（12岁1个月左右）

健全的乳牙侧方牙齿
能够预防第一磨牙和
前磨牙部的拥挤

下颌尖牙发育完成时期
下颌尖牙出龈时
（10岁3个月左右）

尖牙出龈前
切牙部拥挤的治疗

下颌

● 牙弓宽度和颊侧牙槽嵴间宽度的发育大致同时期完成
● 上下颌牙齿的咬合关系在19~20岁时稳定
● 磨牙部的腭部发育持续到20岁左右

2 对咬合诱导重要的恒牙发育和出龈时间、出龈顺序

1）需要长时间的恒牙发育期

恒牙的发育时期依据牙齿类型不同而异，表1-1表示第一磨牙、中切牙、侧切牙、尖牙的牙胚形成开始于胎儿期，其他恒牙，除第三磨牙外，均在出生后1年以内的较早时期开始形成。牙根发育完成较早的是中切牙，为9~10岁，第三磨牙则在18~25岁末才完成。像这样恒牙的发育需要漫长的时间，必须明白在此期间发生的疾病、损害等会引起恒牙的发育异常，并有可能出现咬合诱导的问题。

■表1-1
恒牙的发育时间

牙齿类型	牙胚发生	釉质牙本质开始形成	出生时牙冠形成量	牙冠完成	牙根完成
第一磨牙	胎儿3.5~4个月	出生时	痕迹	2.5~3年	9~10年
中切牙	胎儿5~5.25个月	3~4个月	0	4~5年	9~10年
侧切牙	胎儿5~5.5个月	10~12个月（上颌）3~4个月（下颌）	0	4~5年	10~11年
尖牙	胎儿5.5~6个月	4~5个月	0	6~7年	12~15年
第一前磨牙	出生时	1.5~2年	0	5~6年	12~13年
第二前磨牙	7.5~8个月	2~2.5年	0	6~7年	12~14年
第二磨牙	8.5~9个月	2.5~3年	0	7~8年	14~16年
第三磨牙	3.5~4年	7~10年	0	12~16年	18~25年

■胎儿期　　■出生时　　■出生后　　　　　　　　　引自 Logan[2]、Schour[3] 等

从表1-1中可以清楚地看到，第一磨牙牙冠完成时间在2岁半到3岁，从该时期开始，若第二乳磨牙早失，则需制作和佩戴义齿型间隙保持器，诱导未萌出的第一磨牙向着正常位置萌出。从牙本质、牙釉质形成开始，可通过X线片了解其形成发育状况，如是否先天缺失、是否形成不良等。

图1-2表示从唇颊侧观察到的恒牙发育状态。上下颌第一磨牙牙冠的形成从出

生时开始，尖牙和第二磨牙牙根 14 岁到 15 岁左右发育完成。因此，利用此图表，根据恒牙出现的形成异常的部位，可推断障碍、疾病等发生的时间。

图 1-3 表示患儿 3 岁 5 个月时受外伤，致上颌左侧乳中切牙、乳侧切牙冠折，同时唇侧牙槽骨骨折，乳牙脱落，该外伤引起相应继承恒牙的形成异常。

■图1-2

从唇颊侧观察恒牙发育过程

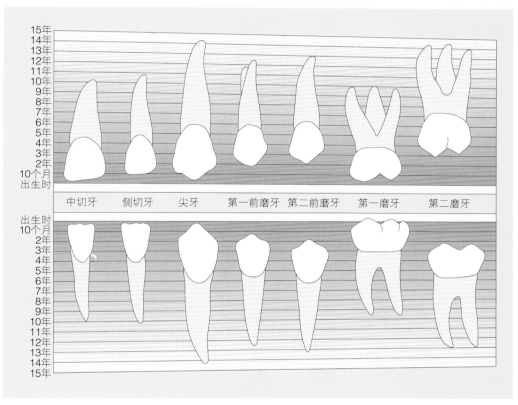

引自 Massler [4] 等

■图1-3

因乳牙外伤致继承恒牙形成异常和牙列不齐

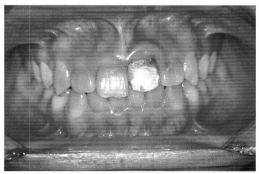 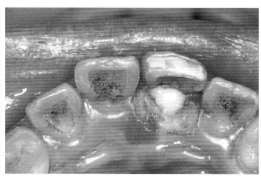

（A）患儿 3 岁 5 个月时 ⌐A B⌐ 外伤，继承恒牙 ⌐1 2 牙冠形成障碍，⌐1 萌出不全

（B）同一病例舌面观。⌐1 牙颈部形成异常结节，以此为界牙冠向舌侧倾斜

图1-3（A）是患儿上颌左侧中切牙、侧切牙的唇面观，可以看出，特别是中切牙牙冠颈部形成障碍。从图1-2可知，3岁5个月受伤时，正是该部位牙体组织形成期，与受伤年龄一致。与中切牙相比，侧切牙牙冠近中颈部稍有形成障碍。该照片于患儿12岁4个月时拍摄，第二磨牙之前的全部恒牙萌出完成，左侧中切牙切端比右侧健康同名牙处于较高位，未达殆平面。

图1-3（B）是同一病例上颌左侧中切牙的舌面观，与对侧健康中切牙相比，可见牙颈部形成异常的结节，以此为界，牙冠向舌侧方向发生弯折，形成了异常的状态。

损伤对牙齿形成障碍的程度，一般是损伤时期离牙体形成开始期越近，对牙齿造成的损害越显著。

2）差别极大的恒牙出龈时间

图1-4表示上下颌、左右侧、男性、女性恒牙出龈时间的平均值、最大值、最小值。可见最大、最小值与均值有相当大的差异，个体间也有很大差异。这种出龈时间有较大差异倾向的牙齿在上颌包括：尖牙、前磨牙、第二磨牙这些侧方牙齿，下颌则是前磨牙、第二磨牙较为显著。这可能也是容易导致牙列不齐的很大的原因之一。

■图1-4

上下颌、左右侧、男性、女性恒牙出龈时间

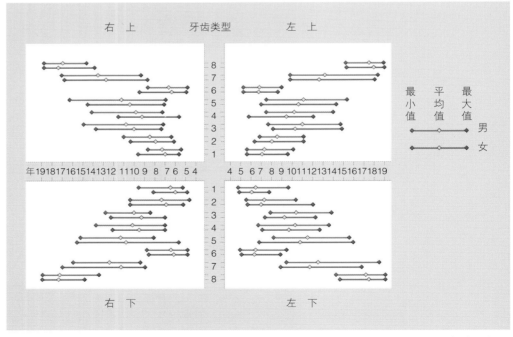

引自日本小儿齿科学会 [5]

此外，上下颌、左右侧的调查结果，有大致相同的倾向，一并在表 1-2 中表示。6 岁初期，下颌中切牙出龈，上颌第二磨牙 12 岁至 13 岁初期出龈。除第三磨牙外，全部恒牙出龈完成过程持续时间约 7 年。

■表1-2

上下颌、左右侧、男女性恒牙平均出龈时间

牙齿类型		男性				出龈顺序		女性				出龈顺序	
		最小年龄(岁)	最大年龄(岁)	平均年龄(岁)	标准差(年)	上下颌	全体	最小年龄(岁)	最大年龄(岁)	平均年龄(岁)	标准差(年)	上下颌	全体
上颌	1	5.06	9.10	7.03	0.08	2	4	5.06	9.05	7.00	0.07	2	4
	2	6.06	11.01	8.05	0.08	3	6	6.03	11.01	8.00	0.08	3	6
	3	7.03	15.01	10.10	1.01	5	10	7.06	14.11	10.02	0.11	5	10
	4	7.04	14.03	10.00	1.01	4	7	5.08	12.06	9.04	1.00	4	8
	5	7.01	16.05	11.01	1.04	6	11	6.11	14.07	10.07	1.03	6	11
	6	5.00	8.10	6.08	0.08	1	3	5.01	9.06	6.07	0.08	1	3
	7	9.08	18.05	13.03	1.00	7	14	9.00	18.00	12.09	1.04	7	14
	8	15.00	19.00	17.04	0.09	8	16	14.03	19.00	17.08	0.06	8	16
下颌	1	4.08	9.06	6.03	0.07	1	1	4.09	8.00	6.01	0.06	1	1
	2	4.09	10.03	7.03	0.08	3	4	5.04	11.08	7.00	0.09	3	4
	3	7.10	13.07	10.02	0.11	4	8	7.02	12.02	9.03	0.09	4	7
	4	6.08	13.08	10.02	1.01	4	8	7.01	12.06	9.07	0.11	5	9
	5	8.01	15.06	11.04	1.03	6	12	5.08	15.11	10.09	1.04	6	12
	6	4.09	9.03	6.05	0.08	2	2	4.09	8.06	6.02	0.07	2	2
	7	9.04	18.05	12.05	1.02	7	13	9.00	16.10	11.08	1.01	7	13
	8	14.04	19.00	17.03	0.10	8	15	14.09	19.00	17.05	0.09	8	15

引自日本小儿齿科学会 [5]

图 1-5 表示男性、女性上下颌恒牙平均出龈时间。女性较男性有出龈时间较早的倾向。

■图1-5

男性女性上下颌恒牙平均出龈时间

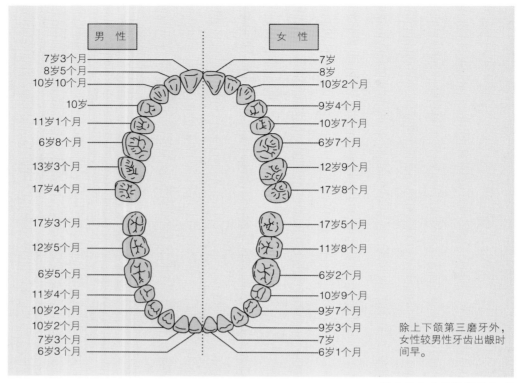

| 男 性 | | 女 性 |

7岁3个月 — 7岁
8岁5个月 — 8岁
10岁10个月 — 10岁2个月
10岁 — 9岁4个月
11岁1个月 — 10岁7个月
6岁8个月 — 6岁7个月
13岁3个月 — 12岁9个月
17岁4个月 — 17岁8个月

17岁3个月 — 17岁5个月
12岁5个月 — 11岁8个月
6岁5个月 — 6岁2个月
11岁4个月 — 10岁9个月
10岁2个月 — 9岁7个月
10岁2个月 — 9岁3个月
7岁3个月 — 7岁
6岁3个月 — 6岁1个月

除上下颌第三磨牙外，女性较男性牙齿出龈时间早。

引自日本小儿齿科学会 [5]

图 1-6 是恒牙出龈率曲线。从各类恒牙萌出时间看，年龄上都有相当大的范围区间。从此图可知，儿童各恒牙在几岁时大概有百分之几的比例已出龈。

■图1-6

恒牙出龈率曲线

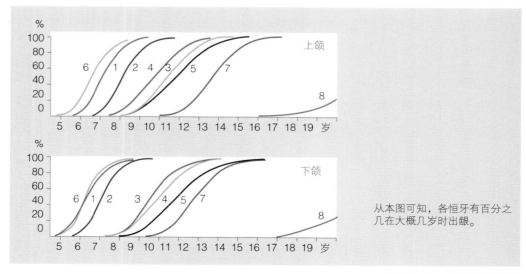

从本图可知，各恒牙有百分之几在大概几岁时出龈。

引自日本小儿齿科学会 [5]

3）近年，恒牙平均出龈顺序是下颌中切牙最早

表 1-3 表示恒牙平均出龈顺序，上颌为 6→1→2→4→3→5→7→8，下颌则是 1→6→2→3→4→5→7→8。所以，除第一、第二前磨牙外，所有牙齿中，下颌较上颌同名牙更早出龈。

■表1-3

恒牙的平均出龈顺序

顺序	1	2	3	4	5	6	7	8	9	10	11	12	13	14	15	16
上颌			6	1		2		4		3	5			7		8
下颌	1	6		2			3		④			⑤	7		8	

引自日本小儿齿科学会 [5]，部分追加

一般来说，上下颌同名牙中下颌较上颌更早萌出牙龈。○内的下颌牙齿较上颌同名牙迟萌出牙龈。

从前混合牙列期时，下颌第一磨牙最早出龈，近年来的平均值则显示下颌中切牙最早出龈。

4）因个体成长差异而呈现的多种恒牙出龈顺序

目前为止，记述的恒牙出龈顺序是基于日本小儿齿科学会的调查结果，依据横向资料得出的平均出龈顺序。但是，基于个体成长的纵向的资料，则是根据多年积累的数据分析得到的，包含很多的出龈顺序类型。根据平均出龈顺序，最早出龈的恒牙为下颌中切牙（图 1-7（A））。而从个体成长来看，下颌第一磨牙最早出龈的情况也颇多（图 1-7（B））。上颌第一磨牙最先出龈的情况则较少见。

■图1-7

最早出龈的恒牙

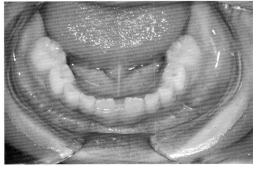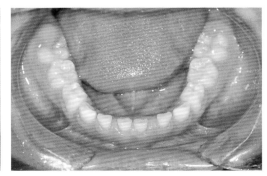

<table>
<tr><td align="center">（A）下颌中切牙</td><td align="center">（B）下颌第一磨牙</td></tr>
</table>

(1) 形成正常咬合例中占多数的出龈顺序类型

根据笔者指导的堀川 [6] 的学位论文，在恒牙列期形成正常咬合的 30 例中，其上下颌、左右侧出龈顺序分别记载的结果，上颌平均出龈顺序型为 6→1→2→4→3→5→7，而堀川的个体成长调查显示，与平均顺序相同的症例中，共计左右侧相同的仅占 26.6%，第一磨牙和中切牙同时出龈，之后以 2→3→4→5→7 顺序出龈的也占 26.6%，其他还有 13 种顺序，合计有 15 种顺序类型。

下颌平均出龈顺序为 1→6→2→3→4→5→7，和上颌同样，左右侧相同的也占 26.6%，中切牙和第一磨牙同时出龈，其后以 2→3→4→5→7 顺序的有 13.4%，与以前平均出龈顺序型 6→1→2→3→4→5→7 相同的也有 8.2%，其他还有 19 种类型，合计 22 种顺序型。

研究观察了个体成长和多数的出龈顺序，即使是这种形成正常咬合的情况，如果同时做上下颌的调查，会有更多的顺序类型，也就更准确。

(2) 多样的组合表示侧方牙群乳牙脱落和恒牙出龈顺序

笔者指导的大西 [7] 的学位论文研究了在恒牙列时期，正常咬合和错殆畸形病例共计 60 例，有关其上下颌侧方牙群的乳牙脱落顺序和恒牙出龈顺序存在一致性的关系。

同时观察上下颌乳牙脱落和恒牙出龈顺序时，尽管仅限于侧方牙群，但其顺序类型也是多种多样，几乎不存在相同类型。表 1–4 显示，60 例、120 个左右侧中，相同顺序型的仅有 2 例的 4 个侧方牙群，其他的 116 侧完全不同。这项研究即使只观察侧方牙群，就形成了多种多样的顺序型，如果加入切牙，就会有更加复杂的类型，可以想象相同的萌出顺序类型几乎不存在。

■表1–4

乳牙脱落和恒牙出龈顺序的组合 [7]

乳牙脱落顺序和恒牙出龈顺序的组合	侧数
$\overline{C}$ → 3 → $\underline{C}$ → $\underline{3}$ → $\overline{D}$ → $\overline{4}$ → $\underline{D}$ → $\underline{4}$ → $\overline{E}$ → $\overline{5}$ → $\underline{E}$ → $\underline{5}$	2
$\overline{C}$ → $\overline{3}$ → $\overline{D}$ → $\overline{4}$ → $\underline{C}$ → $\underline{3}$ → $\overline{E}$ → $\overline{5}$ → $\underline{D}$ → $\underline{4}$ → $\underline{E}$ → $\underline{5}$	2
单发例(其他组合)	116

5）简单的恒牙出龈时间和顺序的记忆方法

虽然恒牙出龈时间和顺序多种多样，但临床上应大致了解和记忆，至少要记住上下颌平均的出龈顺序和时间。

所以提出简单的记忆方法：首先记住上下颌平均出龈顺序。上下颌所有牙齿出龈时间一同记忆较困难，也无必要，因此，无需一同记忆。第一磨牙又称六龄牙，从前是最早出龈的恒牙，最晚的是 12 岁出龈的第二磨牙，在两者之间的 7 年时间内全部恒牙出龈，结合平均值，6 岁到 12 岁的 7 年间，大致所有恒牙萌出。

因此，从表 1–5 表示的上下颌平均出龈顺序看，6 岁到 12 岁的 7 年间，每年出龈 1 个牙齿。各恒牙出龈时间在表 1–2 中的正常值和标准差结果显示，其年龄范围相当大，因此，该记忆法确信准确。

■表1–5

简单的恒牙出龈顺序和时间记忆方法

上颌	出龈顺序	6	1	2	4	3	5	7
	出龈年龄（岁）	6	7	8	9	10	11	12
下颌	出龈顺序	1	6	2	3	4	5	7
	出龈年龄（岁）	6	6 or 7	8	9	10	11	12

6）因乳牙的治疗而致其脱落时间和继承恒牙出龈时间改变

众所周知，乳牙的治疗，特别是牙髓摘除治疗，一旦不成功，则出现乳牙滞留或早失。

大东等 [8] 所做的对下颌第一乳磨牙治疗后的观察随访研究，调查了其不同治疗后，该牙的脱落时间、继承恒牙即第一前磨牙的出龈时间，表 1–6 表示，对乳牙所做的治疗不同，其脱落时间和继承恒牙出龈时间则各异。

■表1-6

不同治疗后乳牙脱落时间和继承恒牙出龈时间（下颌第一乳磨牙）（提供大东等[8]）

治疗种类	下颌第一乳磨牙 脱落时间	下颌第一前磨牙 出龈时间
无治疗组	10 岁 8 个月~10 岁 10 个月	10 岁 10 个月~11 岁 6 个月
牙冠修复组	10 岁 5 个月~10 岁 9 个月	10 岁 7 个月~10 岁 11 个月
牙髓切断组	10 岁 0 个月~10 岁 7 个月	10 岁 2 个月~10 岁 9 个月
麻醉下牙髓摘除组	8 岁 11 个月~9 岁 10 个月	9 岁 1 个月~10 岁 0 个月
感染根管治疗组	8 岁 5 个月~8 岁 10 个月	8 岁 7 个月~8 岁 10 个月
拔牙组		8 岁 4 个月~10 岁 3 个月

引自日本小儿齿科学会

下颌第一前磨牙出龈时间：10 岁 9 个月~11 岁 4 个月。

　　行牙髓摘除术、感染根管治疗后的乳牙，脱落时间和继承恒牙出龈时间提前。所以对乳牙的治疗，特别是牙髓摘除术、感染根管治疗术后，即使成功，脱落时间也会提前，特别是在侧方牙群替换期时，可引起牙列长度缩短，导致错𬌗畸形。所以，即使接近替换期，也有为保持牙列长度而制作间隙保持器的情况。

　　与此相反，未治疗组、牙冠修复组是活髓牙组，牙髓切断组是根部保留活髓组，这几组的牙根吸收顺利，其第一前磨牙出龈时间和日本小儿齿科学会资料显示的结果基本相同。乳牙为无髓牙、残根时，后期滞留情况多见，是由于临床上滞留现象引人注意，实际上早期脱落情况更多。

　　米津[9]的有关乳磨牙早失部位恒牙出龈时间的文献表明，乳牙拔除时，其继承恒牙牙根形成量越多，或乳牙根尖病变范围越大，其继承恒牙出龈越早。所以这两个原因是影响萌出时间的较关键因素。而且上下颌不同，上颌乳磨牙较早丧失病例，恒牙有早萌倾向，而对于下颌乳磨牙，若 8 岁前丧失，则有萌出延迟倾向。以上都是以确保萌出间隙充分为前提的。

　　大东等[8]对下颌第一乳磨牙观察结果报告，对于低年龄段的拔牙组下颌第一前磨牙出龈延迟，对高年龄段拔牙组则出龈提前。

7）乳牙位于牙弓前后恒牙之间的牙齿替换特点

图 1-8 表示在乳恒牙的替换期，从恒牙萌出开始进行的替换过程，上下颌乳牙处于前为中切牙、后为第一磨牙的恒牙之间的状态。因此和萌出时牙槽嵴显著变化的乳牙不同，继承恒牙出龈时，由于乳牙早失、邻面龋、牙髓治疗失败、乳牙根异常吸收等各种因素，可能导致萌出间隙缩小、常引起错𬌗畸形发生。所以，在咬合诱导治疗中，必须特别注意乳恒牙替换期的相关特点。

■图1-8

乳恒牙替换期，上下颌乳牙处在前后恒牙之间

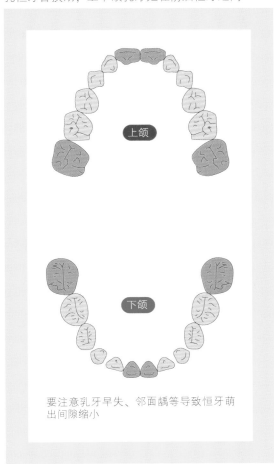

要注意乳牙早失、邻面龋等导致恒牙萌出间隙缩小

3 口腔领域生长发育对咬合诱导有利

口腔领域生长发育的相关资料对咬合诱导的顺利进行非常重要。但是笔者时任小儿齿科主任时，非常遗憾临床能够利用的资料几乎没有。所以，笔者将口腔领域生长发育相关研究作为科室一项重大的研究项目，着手进行。

图 1-9 显示了口腔发育持续观察的资料，是从 3 岁到 20 岁，每隔 2 个月 1 次取模得到的上下颌牙列的石膏模型和口腔内彩色照片。还有得到家长及儿童同意后所拍摄的 X 线片、头颅侧位片。利用这些资料，可进行牙列、牙槽、腭部及咬合生长发育的相关研究，这些研究，相信在世界上至今还没有相类似的内容。尽管现在有白种人的资料用于临床，但是白种人和黄种人仅在颜面上就存在明显差别，所以，口内各部位的生长发育亦有差别。因此，在对日本儿童诊疗时，我们必须使用从日本儿童得到的生长发育相关资料。

■图1-9

同一儿童从3岁到20岁，每隔2个月得到的连续石膏模型

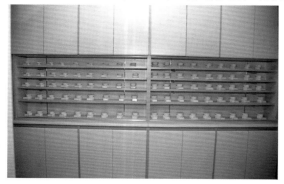

笔者感到非常遗憾的是，之前所指导的研究内容庞大，而很少应用于临床，在这里不可能介绍全部研究内容，但是将介绍相关内容及发表的论文，如果读者感到有利用价值，笔者会觉得很荣幸。另外，在临床上认为是重要的相关发育变化，要随时记录。

关于牙列、牙槽、腭部的生长发育，表 1-7 显示了前方牙群（即切牙群）和侧方牙群 2 个部位、由 2 名研究者分别进行了 2 年的研究。经过 2 年观察，恒牙列初期于 13 岁 6 个月完成[10-19]。由于研究需观察到恒牙列初期为止，研究对象中恒牙先天缺失者、不能按时复查者等都被去除，对于有健康牙列咬合关系的儿童，从 3 岁 6 个月开始，直到 15 岁 6 个月为止，进行每隔 2 个月的观察研究[6, 20]。最后进行 15~20 岁的牙列观察[21-22]。从 3 岁 6 个月到 15 岁 6 个月和 15 岁到 20 岁 2 个观察组，分为前方和侧方 2 个牙群、分别由 4 名研究者进行研究。

■表1-7
牙列、牙槽及腭部的生长发育相关研究 (I)

观察时期	侧方牙群部	前方牙群部
乳牙列期	吉田昊哲[10] 3 岁 8 个月~5 岁 6 个月	杉原 淳[11] 3 岁 6 个月~5 岁 8 个月
混合牙列前期	古泽博行[12] 5 岁 6 个月~7 岁 6 个月 第一磨牙	铃木千枝子[13] 5 岁 6 个月~7 岁 6 个月 中切牙
混合牙列中期	关口浩[14] 7 岁 6 个月~9 岁 6 个月 侧切牙	高野博子[15] 7 岁 6 个月~9 岁 6 个月 侧切牙
混合牙列后期	高桥哲史[16] 9 岁 6 个月~11 岁 6 个月 尖牙	难波哲夫[17] 9 岁 6 个月~11 岁 6 个月 尖牙
混合牙列后期~恒牙列初期	久保寺友子[18] 11 岁 6 个月~13 岁 6 个月 第二磨牙	中川撒托米[19] 11 岁 6 个月~13 岁 6 个月 第二前磨牙 第二磨牙
乳牙列期~恒牙列期	堀川早苗[6] 3 岁 6 个月~15 岁 6 个月 全部恒牙（除第三磨牙）	青木志乃布[20] 3 岁 6 个月~15 岁 6 个月 中切牙、侧切牙、第一、第二磨牙、第二乳磨牙脱落时
恒牙列期(青年期)	辻野启一郎[21] 15~20 岁 第二磨牙	宫田太郎[22] 15~20 岁 第二磨牙

上行：研究负责者；中行：观察期间；下行：用作牙龄的牙。

1）依据牙龄的观察比年龄更准确

本研究在基于年龄观察外，添加了对牙龄的观察。对牙龄的观察是将恒牙出龈时间或乳牙脱落时间等作为 0 点，此时期作为基点，对其前后期进行观察。研究结果提示，年龄和牙龄的发育基本同步，但是也有两者明显不同的部位。对其不同点的调查，相对用年龄的观察，牙龄更能表示出准确的变化。举 1 例说明，如图 1-10，表示下颌乳尖牙间、下颌恒尖牙间的颊侧牙槽嵴间宽度以及下颌乳尖牙间、下颌恒尖牙间的牙弓宽度的变化。对于颊侧牙槽嵴间的宽度来说，随年龄的变化和在9岁左右恒尖牙出龈时间为基准的牙龄的变化几乎相同。之后，从牙龄的角度看，从恒尖牙出龈1年前开始，颊侧牙槽嵴间宽度急剧增加，出龈时又大幅减小，与随年龄的变化大不相同。这是受恒尖牙萌出的影响。与随年龄的变化相比，依据牙龄所反映的结果能更准确地表示出其变化。

■图1-10

依据年龄和牙龄的观察结果不同[6]

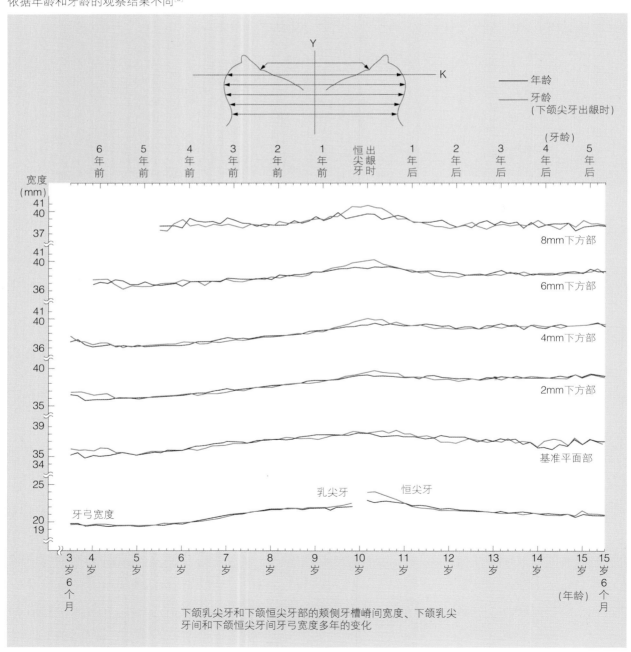

下颌乳尖牙和下颌恒尖牙部的颊侧牙槽嵴间宽度、下颌乳尖牙间和下颌恒尖牙间牙弓宽度多年的变化

　　另外，关于恒尖牙间的牙弓宽度，依据牙龄观察时，发现恒尖牙出龈后大约 1 年间急剧减小，与以年龄观察到的变化结果差别很大，因为使用了两侧恒尖牙舌侧颈部最下点作为测量点，因此该时期基于其解剖形态，并依据牙龄来观察变化的方法是正确的。其他时期，年龄与牙龄的变化大致相似。使用牙龄和年龄观察产生的区别，主要因为在牙齿萌出时测量中使用了牙龄所致。其他还有如：牙齿移动、乳牙脱落等。出于这样的原因，对于侧方牙群的研究，我们还没有将第一、第二前磨牙用作基准牙，千叶美幸[23] 的学位论文观察了以前磨牙部位为中心的牙龄和年龄的变化（表 1-8）。笔者指导的学位论文中，关于牙列、牙槽嵴及腭部的研究，在表 1-8 中表示[24-29]。

■表1-8

牙列、牙槽嵴及腭部生长发育的相关研究（II）

研究内容	研究者
以前磨牙部为中心的牙列、牙槽嵴、腭部的生长发育	千叶美幸[23]
伴随切牙萌出乳尖牙部牙弓宽度的生长发育	孙兴奎、关口浩、町田幸雄[24]
乳牙列期的牙列和唇颊侧牙槽嵴的生长发育	田中丸治宣[25]
混合牙列前期牙列和唇颊侧牙槽嵴的生长发育	矢野庆太[26]
第一磨牙萌出部位的生长发育	吉岭光[27]
拥挤牙列发生的相关研究	杉浦三香[28]
乳牙列期前后咬合弯曲的变化	桐原俊治[29]

2）乳尖牙间牙弓宽度的变化与萌出的切牙大小密切相关

　　乳尖牙间牙弓宽度的变化与切牙的萌出密切相关，对于咬合诱导的治疗极其重要，因此，迄今为止，我们进行了以了解切牙的萌出及其与未来恒牙列形成正常、拥挤、间隙牙列间相关性为目的的研究[24]。研究结果表明，除了萌出时的上颌间隙牙列外，上下颌切牙牙冠近远中宽度增加最大的是上颌中切牙与下颌侧切牙，其萌出状况与乳尖牙之间牙弓宽度最大增加值密切相关，即上颌中切牙从出龈 1 年前到其出龈，下颌中切牙从出龈开始到下颌侧切牙出龈为止，乳尖牙间牙弓宽度的增加量最大。

3）从模型横断面观察到的牙列、牙槽嵴的发育变化

根据 Bauume L. J [30] 的报告，乳牙列期完成后牙弓处于稳定状态，不出现变化。而笔者指导的吉田 [10] 及杉原 [11] 多年所做的乳牙列研究，观察到成长发育期还是有少许的变化。但是，在这些论文发表当时，由于变化太微小，认为是测量误差。因此，为确认吉田模型的前额面及杉原模型矢状面的研究结果，又制作模型横断面，田中丸 [25] 对乳牙列期、矢野 [26] 对混合牙列前期进行了研究探讨，证实了吉田和杉原的研究结果。

图 1-11（A）是乳牙列期 3 岁 6 个月和 5 岁 6 个月时上颌模型的牙列横断面重叠图，前为乳尖牙最远中端连线，和左右正中线相交。从图表可清楚表明，乳尖牙间牙弓宽度几乎没有变化，而乳磨牙后方牙弓宽度增加，另一方面，牙弓长度减小。该生长倾向和吉田、杉原的研究结果一致，确认了乳牙列期生长发育仍在进行。图 1-11（B）和图 1-11（A）相同，是从 3 岁 6 个月和 5 岁 6 个月模型得到的上颌唇颊侧牙槽嵴横断面图形的重叠图。唇颊侧牙槽嵴部的研究与吉田 [10] 相同，乳尖牙部几乎看不到变化，而牙弓向着后方生长发育。

■图1-11

上颌模型牙列部和唇颊侧牙槽嵴横断面图重叠图形

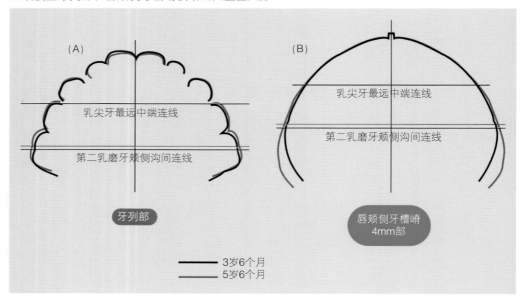

4）第一磨牙萌出部位呈等差数列样显著的生长发育特点

第一磨牙 3 岁左右牙冠形成，在颌骨内继续发育，6 岁左右出龈，其周围牙槽嵴生长发育显著，有关其详细的变化现在还不能非常精确地把握。但是此部位的生长发育在咬合诱导上极其重要，同时对推测第二磨牙萌出前牙槽嵴的生长变化很有用。关于第一磨牙萌出前牙槽嵴的生长发育，吉嶺[27]的学位论文做了相关研究。观察时间从 3 岁开始至第一磨牙萌出，测量部位为上下颌第一磨牙出龈前为止、左右侧牙槽嵴宽度、颊侧牙槽嵴间宽度、舌侧牙槽嵴间宽度、腭部宽度及牙槽嵴的前后、上下方向的变化。

图 1-12 是同一儿童乳牙列完成时和第一磨牙即将出龈前上下颌萌出部位的比较，可理解此阶段出现了很大的生长变化，这种变化呈等差数列样的表现，持续不断生长。所以，该部位如果佩戴基托型矫治器时，一定要防止第一磨牙腭侧萌出，同时由于佩戴后引起基托的不稳定，所以要避免此处的基托覆盖。

■图1-12

第一磨牙萌出部位显著的生长发育（提供：中村孝）

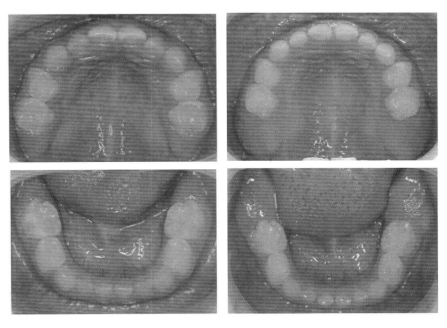

（A）初期的第一磨牙萌出部位
（2 岁 5 个月）

（B）第一磨牙即将萌出时牙槽嵴显著发育（5 岁 2 个月）

5）拥挤是恒牙列期出现频率最高的错殆畸形

拥挤是在恒牙列期发生频率最高的错殆畸形，因此，了解拥挤在何时发生、什么部位出现、什么部位发生最多等问题在咬合诱导上极其重要。所以，从乳牙列期开始，经历混合牙列期，到恒牙列咬合形成过程中，关于拥挤的出现状况，杉浦[28]在其学位论文中进行了调查研究。有关的调查结果，本书仅做介绍，省略其内容记载。

6）乳牙列期的前后弯曲随增龄而变平坦

牙列的切牙切缘、尖牙牙尖、磨牙牙尖的连线，在乳牙列期也存在，并发生变化，与咬合关系的生长发育相关联，但是，相关的详细内容还不清楚。著者指导的学生桐原俊治[29]在其学位论文中做了相关研究。研究所用资料为乳牙列刚刚完成的 3 岁 0 个月开始，到乳牙列后期 6 岁 0 个月几年间的石膏模型。本资料不是东京齿科大学小儿齿科学讲座用于生长发育研究的资料，是桐原自己采集得到的。本研究结果表明切牙切缘、尖牙牙尖、磨牙牙尖连续曲线逐年平坦化，恒牙萌出，向着混合牙列过渡时，上下颌的相对咬合关系可能不会有很大自由度。例如，相对于上颌，从第一磨牙形成尖对尖的咬合状态开始，下颌向近中方向移动，可能对恒牙列期上下颌第一磨牙形成正常咬合关系有利。当然这要依据上下颌 Leeway 间隙的差值。所以，从各个病例来看，有下颌曲度几乎没有变化的病例，也有变化很大的病例，由于将来这种病例可能与错殆畸形有一些关系，因此有必要继续观察。

7）乳牙拔除后牙槽嵴的形态变化和生长发育

在进行咬合诱导时，熟知有关正常牙槽嵴生长发育知识非常重要，同样必须了解乳牙早失部位牙槽嵴的生长发育，但是有关后者的研究还很缺乏。因此，笔者选择容易发生乳牙早失的部位、上颌乳切牙和乳磨牙以及下颌乳磨牙 3 个部位，对其早失后的形态变化和生长发育进行了研究（须田[31]，米津[32]，细矢[33]）。上下颌乳磨牙部选择其代表部位第一乳磨牙，上颌切牙部以乳中切牙和乳侧切牙为代表，研究了其拔牙后的形态变化和生长发育（表 1-9）。

■表1-9
乳牙拔牙后牙槽嵴形态变化和生长发育相关研究

拔牙部位	研究者
上颌乳切牙	须田希[31]
上颌乳磨牙	米津卓郎[32]
下颌乳磨牙	细矢由美子[33]

　　有关乳牙拔牙后的形态变化，以上颌乳切牙唇侧、上颌乳磨牙颊侧牙槽嵴吸收为主，而腭侧牙槽嵴几乎没有变化。与此相对，下颌乳磨牙则从颊舌两侧开始吸收（图1-13）。但是拔牙后无论从哪个部位开始吸收，上述3处均大约4个月吸收停止，进入稳定期，之后没有变化。直至恒牙出龈前8个月左右开始，该部位迅速膨隆，达到和拔牙前大致相同的宽度，或比拔牙前宽度还稍有增大。

■图1-13
乳牙拔牙后的形态变化和生长发育模式图 [31-33]

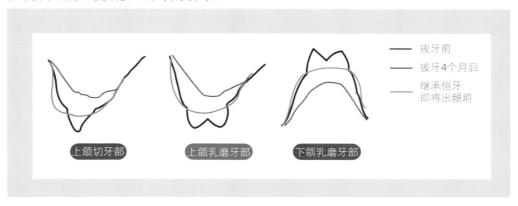

有关图例：
—— 拔牙前
—— 拔牙4个月后
—— 继承恒牙即将出龈前

上颌切牙部　　上颌乳磨牙部　　下颌乳磨牙部

　　临床上，如果在拔牙后4个月之前佩戴义齿型间隙保持器，有必要在后期进行修改。恒牙出龈前10个月左右时，根据X线，恒牙根形成2/3~3/4时接近出龈期，应考虑到牙槽嵴的膨隆，必须将基托内面和边缘进行修改磨除。当肉眼可见到基托边缘的压痕时，须直接磨除基托相应部位。制作丝圈式保持器者，如果设计的丝圈比拔牙前牙槽嵴宽度稍稍大一些，则恒牙出龈后生长发育不受妨碍，该内容在笔者先期出版的《乳牙列期咬合诱导》[34]中有详细讲解，请参考。

2

混合牙列期咬合诱导的成功实施

○ 咬合诱导必须了解的牙列、咬合、牙槽嵴、腭部的生长
发育知识

○ 混合牙列期咬合诱导时的注意事项

○ 从恒切牙口腔内萌出时开始预测恒牙列期的排列状态

1 咬合诱导必须了解的牙列、咬合、牙槽嵴、腭部的生长发育知识

前面讲述了对咬合诱导有用的口腔领域的生长发育相关知识，这里讲述与临床应用有关的牙列、咬合、牙槽嵴及腭部的生长发育相关知识，可能其中有与前部分稍有重复的内容。

1）牙弓宽度的生长发育及其临床应用

研究牙弓的生长发育时，一般分为宽度和长度分别进行测量。

研究有关牙弓宽度时，除第三磨牙外，对全部同颌左右侧侧方牙群同名牙齿间的距离进行测量，包括恒牙和乳牙。

(1) 经多年的观察发现，测量舌侧牙颈部最下点间距离最恰当

测量点选择如图 2-1 所示的左右侧牙齿的舌侧颈部最下点。此类研究测量点可有多种选择，如以舌侧窝作为测量点，收集如 3 岁、12 岁等同一年龄儿童的测量值进行研究。如果得到健全的牙齿横断面模型当然好，但同一儿童多年的纵向模型中，期间可能因患龋而修复、进行龋病预防的窝沟封闭等，使得牙窝的位置变得不明显，则不能准确测量。另外，也有用磨牙牙尖或尖牙牙尖作为测量点的，但是萌出当时几乎没有磨耗，测量简单，而在口内长期存在、经过磨耗，测量点则变得不

■图2-1

笔者们用以测量牙弓宽度的测量点

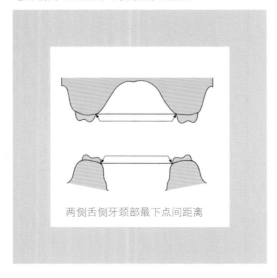

两侧舌侧牙颈部最下点间距离

明显。与恒牙相比，乳牙磨耗显著，特别是乳尖牙，经常出现其牙尖几乎磨耗消失的情况。进行长年观察时，必须选择变化小，又最不易患龋的部位作为测量点，而舌侧牙颈部最下点符合要求。因此，我们测量牙弓宽度时，如图 2-1 所示，选择上下颌左右侧同名牙舌侧牙颈部最下点间的距离，进行测量。

(2) 即使同一部位，因测量点的选择不同，测量值也不相同

即使同一部位，选择哪里作为测量点，其测量值是非常不同的。例如，从尖牙出龈时开始进行逐年牙弓宽度的观察时，如图 2-2 所示，因尖牙大致是垂直方向萌出于口内，以舌侧牙颈部最下点测量时，由于尖牙舌面形态的关系，直至达到咬合平面时的牙弓宽度是逐渐减小的。笔者的研究表明了该结果。而与此相对，如果选择唇侧牙颈部的最下点，则达咬合平面时牙弓宽度是逐渐增大的。因此，必须知道依据测量点的不同，会产生完全不同的结果。尖牙间牙弓宽度测量时，与舌侧牙颈部最下点相比较，唇侧牙颈部最下点间所测距离当然更大。因此，测量点的选择不同，不能对测量值进行直接的比较。

■图2-2

牙弓宽度依据测量点不同，其变化不同

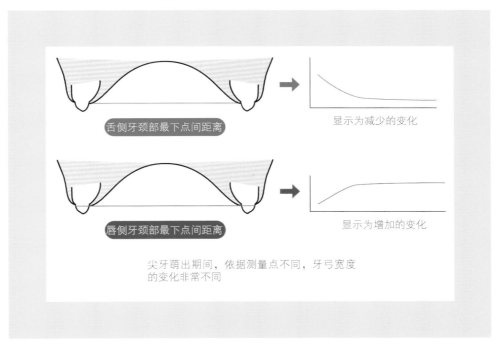

舌侧牙颈部最下点间距离 → 显示为减少的变化

唇侧牙颈部最下点间距离 → 显示为增加的变化

尖牙萌出期间，依据测量点不同，牙弓宽度的变化非常不同

(3) 根据测量部位和测量时期，不同牙弓宽度的生长发育

我们对牙弓宽度的生长发育研究结果如图 2-3 所示，从 3 岁到 20 岁，每隔 2 个月进行 1 次检查，对其多年的石膏模型进行测量研究 [35]。3 岁到 6 岁左右为止，上下颌乳尖牙间宽度几乎没有变化而趋稳定。但第一乳磨牙间和第二乳磨牙间的宽度在此期稍有增大，越向后方牙弓宽度的增大值越大（图 2-4（A））。因此，即使未满 6 岁，也必须避免两侧乳磨牙长期使用卡环。不得已而使用时，仅一侧用单个牙，两侧时仅限短期使用。在此期，若使用下颌游离端的义齿型间隙保持器或活动矫治器，会使该装置不稳定，即使两侧使用卡环样装置插入，也不易稳定支撑。

■图2-3

3~20岁牙弓宽度多年的变化

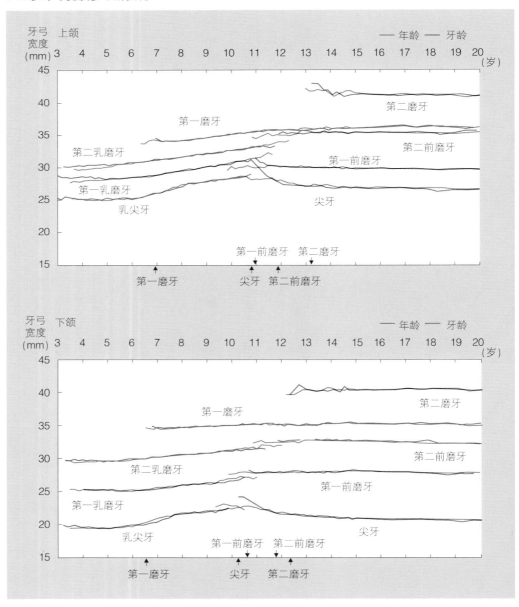

6 岁之后，各乳牙间的宽度显示逐渐增加的趋势，恒切牙萌出期间，乳尖牙间宽度增大量尤其大，而上颌又比下颌增大量大（图 2-4（B）(C)(D)）。图 2-5 显示在下颌乳尖牙间宽度明显增加时期的一个病例，佩戴义齿型间隙保持器，其下颌右侧乳尖牙使用卡环，患者之后没有再复查。因此，乳尖牙不能正常地向唇侧扩展。图 2-6（A）是 5 岁 7 个月女患儿 BA|ABD 早失，佩戴义齿型间隙保持器，可见安装有金属预成冠的右侧乳牙侧方牙群全部与基托边缘接触。图 2-6（B）是同一患儿 6 岁 9 个月时的口腔照片，两侧中切牙萌出伴 BA|AB 人造牙被磨除，余留间隙保持的左侧第一乳磨牙部位和右侧部分，由此可见右侧侧方乳牙和基托边缘之间产生了明显的间隙。这说明各乳牙间牙弓宽度的增加现象。此时仅仅间隔 1 年 2 个月，就能看到如此大的牙弓宽度的增加，对于这样的病例，如果设计卡环的话，无论选择哪

■图2-4
以2年的时间间隔观察牙弓宽度的增减（年龄）[35]

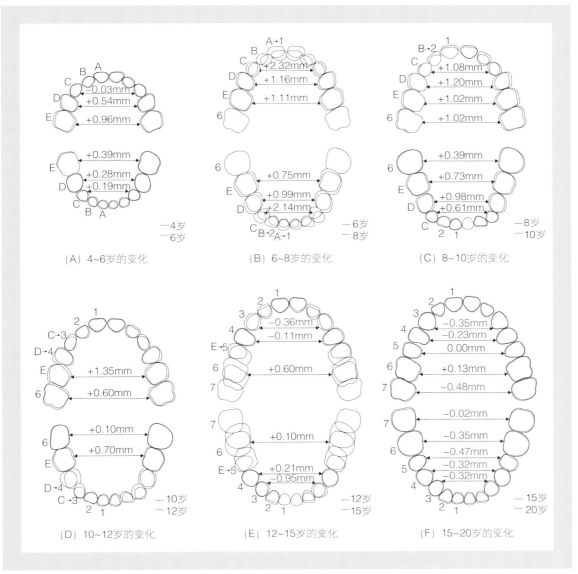

（A）4~6岁的变化　　（B）6~8岁的变化　　（C）8~10岁的变化

（D）10~12岁的变化　　（E）12~15岁的变化　　（F）15~20岁的变化

2 年期间牙弓宽度减小的部位以红字表示

■图2-5

下颌乳尖牙部牙弓宽度迅速增大时期，佩戴间隙保持器，$\boxed{\text{C}}$ 使用卡环，引起宽度发育障碍的病例

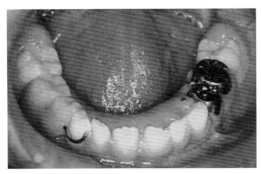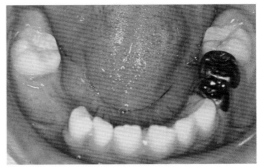

6岁7个月

（A）卡环没有去除，$\boxed{\text{C}}$ 唇侧移动受阻

（B）去除间隙保持器，和左侧相比，$\boxed{\text{C}}$ 唇侧扩展受阻，成为舌侧位

■图2-6

各乳牙牙弓宽度急剧增大期佩戴义齿型间隙保持器病例

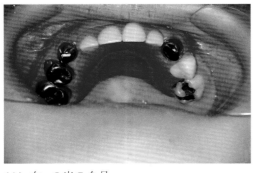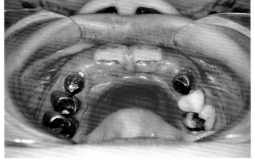

（A）女，5岁7个月

$\underline{\text{BA｜ABD}}$ 佩戴义齿型间隙保持器

$\underline{\text{EDC}}$ 牙颈部和基托边缘接触

（B）6岁9个月

因 $\underline{1|1}$ 萌出，$\underline{\text{BA｜AB}}$ 人造牙磨除

因牙弓宽度增加，$\underline{\text{EDC}}$ 牙颈部和基托边缘产生间隙

个乳牙，都会明显对牙弓宽度的生长造成阻碍。因此，必须明白在此期间乳牙列牙弓宽度会持续增加，直至乳牙脱落为止，以此选择恰当的临床治疗（图2-4（B）（C）（D））。

上下颌恒尖牙间牙弓宽度从尖牙出龈开始持续减小（图2-4（E）（F）），图2-3显示了以尖牙出龈时期为基准，观察牙龄，并比较年龄，出龈后1年，宽度显著减小。像这样，由于尖牙间宽度长期减小，对于需进行前牙区扩大的病例，因扩大后反弹所产生的减小，加之生理性减小，因此，生长发育完成后，须考虑必要的长期持续保持。

对于尖牙间牙弓宽度减小的现象，如两侧尖牙萌出中佩戴义齿型间隙保持器，

尖牙舌面与基托边缘密切接触，如图 2-7 所示，牙弓宽度是否能增加，这个问题值得考虑。另外，从刚萌出完成开始，佩戴针对尖牙的保持器，是否有利于阻止尖牙部位牙弓宽度的减小，也值得思考。

■图2-7
尖牙间牙弓宽度增加的可能性

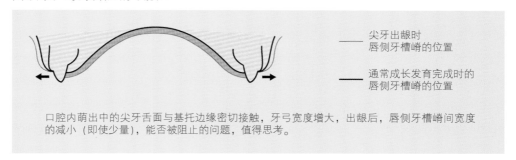

尖牙出龈时唇侧牙槽嵴的位置

通常成长发育完成时的唇侧牙槽嵴的位置

口腔内萌出中的尖牙舌面与基托边缘密切接触，牙弓宽度增大，出龈后，唇侧牙槽嵴间宽度的减小（即使少量），能否被阻止的问题，值得思考。

上下颌（乳）尖牙部唇侧牙槽嵴间宽度，以尖牙出龈时为基准的牙龄观察，从尖牙出龈 1 年前开始，迅速增大，至出龈时达到顶点，其后约 1 年间减小，回复到增大前的宽度。利用这个生长发育过程，从尖牙出龈后尽可能的早期开始，对尖牙进行萌出同时的唇向移动，使牙弓宽度扩大，并保留唇侧牙槽嵴间宽度于出龈时的增大状态，是否可行，值得考虑。

2）全面观察牙弓宽度的变化

全面观察牙弓宽度的生长发育，图 2-8 显示上下颌可有 5 种类型的变化。包括持续不断增加的增加型；最初几乎没有变化，其后增加的稳定增加型；最初增加，

■图2-8
5类牙弓宽度的生长发育型

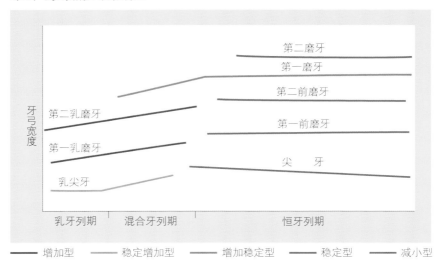

第二磨牙

第一磨牙

第二前磨牙

第二乳磨牙

第一前磨牙

第一乳磨牙

尖　牙

乳尖牙

牙弓宽度

乳牙列期　　混合牙列期　　恒牙列期

—— 增加型　　—— 稳定增加型　　—— 增加稳定型　　—— 稳定型　　—— 减小型

其后稳定的增加稳定型。与此相对，还有几乎没有变化的稳定型；持续减小的减小型。

属于该 5 种类型的牙弓宽度的牙齿如表 2-1 所示，其中有规则可循。属于增加型的包括第一、第二乳磨牙。稳定增加型为乳尖牙。这些全部是乳牙的牙弓宽度变化。相对地，增加稳定型包括第一磨牙，其牙弓宽度的增加期与乳牙列牙弓宽度增加时期大体一致。稳定型为第一、第二前磨牙及第二磨牙的牙弓宽度。这些全部是恒牙的牙弓宽度变化。

■表2-1

各牙弓宽度的生长发育型

生长发育型	所含牙齿
增加型	第一乳磨牙、第二乳磨牙
稳定增加型	乳尖牙
增加稳定型	第一磨牙
稳定型	第一前磨牙、第二前磨牙、第二磨牙
减小型	尖牙

恒牙出龈后大约 1 年中牙弓宽度的变化，其测量点为舌侧牙颈部最下点，是基于萌出牙齿的舌面形态，而不是实质的变化。

与上述 7 个部位完全不同的是尖牙牙弓宽度的变化，属于不断减小型。这种生理性的减小，成为前牙区拥挤治疗后复发的主要原因，如果不考虑这种情况，预防复发是不可能做到的。

3) 牙弓长度的生长发育及其临床应用

牙弓长度的测量方法，如图 2-9 所示，以上颌为例，乳牙列期为上下颌左右侧第二乳磨牙最远中点间连线，与上下颌各乳切牙唇面的直线距离，即为牙弓长度（图 2-9（A））。乳切牙脱落、恒切牙替换后，如图 2-9（B）所示，须变更为左右侧第二乳磨牙最远中点间连线与恒切牙唇面的直线距离。当第二乳磨牙脱落时，如图 2-9（C）所示，则须变为左右侧第一磨牙最近中点间连线与上下颌恒切牙唇面的直线距离。

■图2-9

牙弓长度测量部位的3次变更

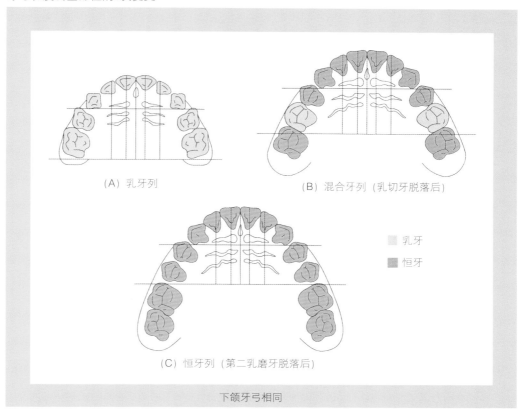

(A) 乳牙列　　　　　　　　　　　(B) 混合牙列（乳切牙脱落后）

乳牙　　恒牙

(C) 恒牙列（第二乳磨牙脱落后）

下颌牙弓相同

　　在我们全部的生长发育相关研究中，牙弓长度变化的测量以左右侧（乳）中切牙部、左右侧（乳）侧切牙部 4 个部位和正中部共计 5 个部位进行。而以左右侧乳尖牙或恒尖牙最远中点间连线与上述 5 条垂直线相交，将牙弓长度分为前方长度和后方长度，以便对牙弓长度的变化是由前后方哪个部位引起的进行探讨。

　　本书中关于牙弓长度的生长发育研究，如果上述部位全部记述，则数据过于庞大，所以选择代表性部位，如（乳）中切牙进行记述。我们所做的研究[36]为从 3 岁到 20 岁，如图 2-10、图 2-11 所示，即从乳牙列期开始到青年期的（乳）中切牙部牙弓长度的生长发育。根据年龄和牙龄进行观察，显示两者变化类似。而以恒中切牙出龈时和第二乳磨牙脱落时为基准，根据牙龄的观察比年龄能更准确地表示变化，因此对于牙龄相关的变化进行说明，上下颌的变化大致类似，集中描述。

　　图 2-10、图 2-11 清晰地表示出以乳中切牙最突出点和左右侧第二乳磨牙最远中点连线间测量的乳牙列牙弓长度，上下颌有逐渐减小趋势。这是因为第一磨牙萌出时伴有乳牙侧方牙间间隙缩小或消失所致，因此，这个时期乳牙侧方牙群如出现邻面龋或早失，则会使得牙弓长度缩短，成为错𬌗畸形形成的原因，必须进行恰当的修复或间隙保持。之后，邻近恒中切牙出龈，乳中切牙被向前推动，牙弓长度稍稍增加。

■图2-10
上颌中切牙部牙弓长度的变化 [37]

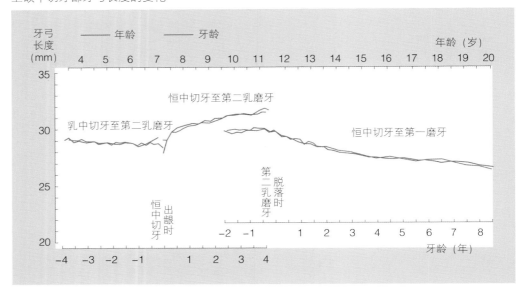

■图2-11
下颌中切牙部牙弓长度的变化 [37]

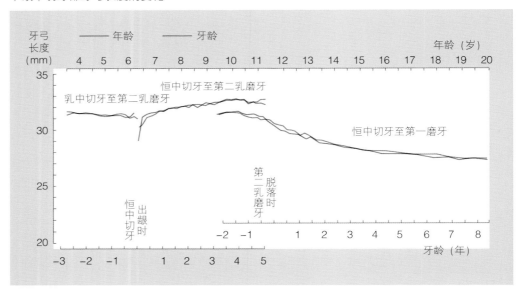

　　对于乳中切牙脱落,恒中切牙替换后的混合牙列的牙弓长度,恒中切牙萌出时向前方并伴有唇侧倾斜,上下颌长度急剧增加,之后到第二乳磨牙脱落前为止,缓缓增加。但第二乳磨牙脱落,测量部位则变为恒中切牙到左右侧第一磨牙最近中点间连线的垂直距离,该恒牙列的牙弓长度有急速减小趋势,主要原因是第二乳磨牙脱落伴第一磨牙近中移动,脱落后大约1年半期间变化特别显著。

　　恒牙侧方牙群存在错𬌗畸形时,利用牙弓长度开始减小之前,尽可能早的时期进行治疗,是非常关键的。

4）牙槽嵴的生长发育及其临床思考

　　牙槽嵴生长发育的相关研究采用从 3 岁到 20 岁期间、间隔 2 个月 1 次的检查测量结果，研究前方牙群的上下颌乳中切牙部/中切牙部、乳侧切牙部·侧切牙部及侧方牙群的上下颌乳尖牙部/尖牙部、第一乳磨牙部/第一前磨牙部、第二乳磨牙部·第二前磨牙部相关资料。第一和第二磨牙部也同样在出龈后每隔 2 个月 1 次进行研究。

（1）前方牙群牙槽嵴的生长发育

　　前方牙群牙槽嵴宽度的生长发育如图 2-12（A）所示，各切牙矢状断面图上，测量与基准平面（经过上颌切牙乳头和两侧第二乳磨牙舌侧牙颈部最下点的平面）平行的、间隔 2mm 所作直线与唇舌侧牙槽嵴相交的 2 点间距离。为确定牙槽嵴宽度的变化是唇、舌（腭）侧哪个部位所引起的，将左右侧第二乳磨牙最远中点或第一磨牙最近中点间连接线段，测量其与唇侧牙槽嵴的距离（图 2-12（B）），与舌（腭）侧牙槽嵴的距离（图 2-12（C））。

　　结果表明，前方牙群牙槽嵴宽度的增加与相关部位恒牙的萌出运动有密切关系，更与邻牙的萌出有或多或少的关联性。此宽度的增加可区分为唇侧或舌（腭）侧单侧牙槽嵴的膨隆为主的，以及唇侧和舌（腭）侧双侧牙槽嵴的膨隆为主的。此增加与恒牙颌骨内萌出相关，自口底部或龈唇移行部向牙槽嵴顶进行。牙槽嵴宽度的减小是因为腭部的扩大、唇舌侧牙槽嵴吸收所致。

■图2-12
前方牙群部的牙槽嵴宽度测量

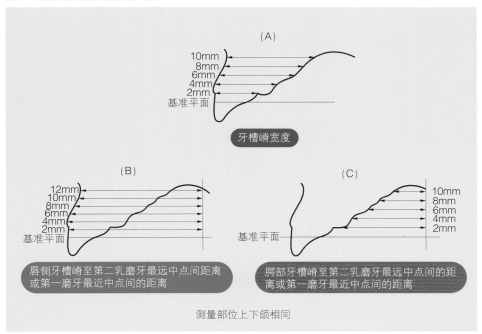

　　观察各部位的变化，如图 2-13 所示的上颌（乳）中切牙部在乳牙列后期有极少量减小，其后在中切牙出龈 1 年前左右到出龈 4 个月左右增加。这个增加是从龈唇移行部向着牙槽嵴顶方向进行。增加倾向以中切牙出龈时为基准的牙龄来观察更加明了。

■图2-13

上颌（乳）中切牙牙槽嵴宽度的发育变化

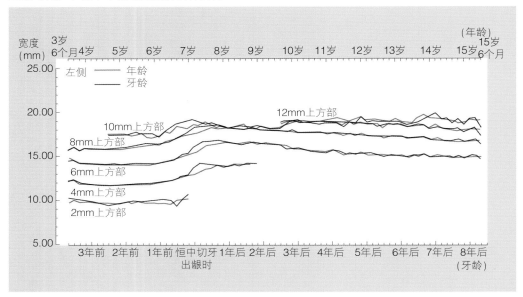

　　这个增加的主要原因在于唇侧还是腭侧牙槽嵴呢？看了图 2-14 就明白了，图 2-14（A）表示唇侧牙槽嵴和第二乳磨牙最远中点间距离的变化，图 2-14（B）表示腭侧牙槽嵴和第二乳磨牙最远中端间的距离变化。另外，图 2-14（A）的变化与图 2-13 上颌中切牙牙槽嵴宽度的变化极其类似，与此相对，图 2-14（B）则没有什么变化。这表明上颌牙槽嵴宽度的变化主要是由于唇侧牙槽嵴膨隆的原因。图 2-15 表明上颌两侧中切牙即将出龈时唇侧牙槽嵴显著的膨隆。

　　上颌侧切牙牙槽嵴宽度也和中切牙一样，乳牙列期后半部分有极少量的减小，是因腭部的扩大所致。其后侧切牙出龈大约 1 年 8 个月前开始增加，并非因侧切牙出龈的影响，而是因为中切牙出龈所致。而侧切牙出龈绝代气约 1 年前开始的增加，则是因侧切牙在颌骨内的萌出所致。该增加的根本原因是唇侧及腭侧牙槽嵴的膨隆（图 2-16）。另外，与尖牙出龈相关联的也是舌侧牙槽嵴膨隆，宽度增加[17]，其后减小，持续到 15 岁左右，之后则稳定。

■图2-14

上颌中切牙牙槽嵴宽度的增加主要在于唇侧牙槽嵴 [13]

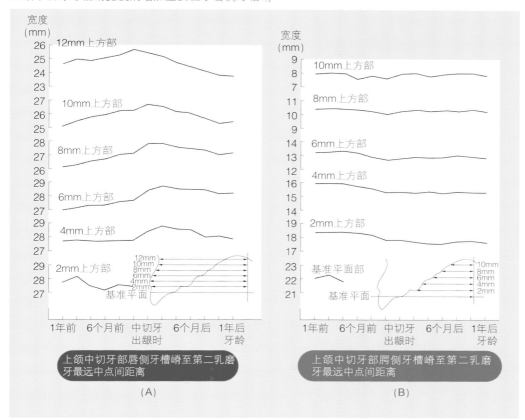

上颌中切牙部唇侧牙槽嵴至第二乳磨牙最远中点间距离

(A)

上颌中切牙部腭侧牙槽嵴至第二乳磨牙最远中点间距离

(B)

■图2-15

上颌中切牙唇侧的显著膨隆

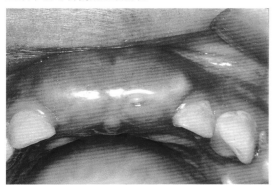

由于上颌两侧中切牙的出龈，可见唇侧牙槽嵴显著的膨隆

■图2-16

上颌侧切牙牙槽嵴宽度在出龈1年前后的变化 [15]

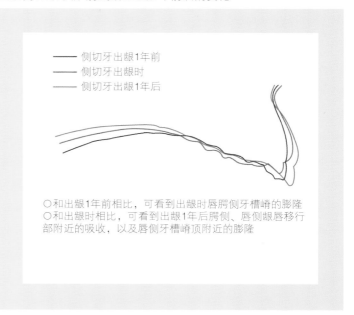

○和出龈1年前相比，可看到出龈时唇腭侧牙槽嵴的膨隆
○和出龈时相比，可看到出龈1年后腭侧、唇侧龈唇移行部附近的吸收，以及唇侧牙槽嵴顶附近的膨隆

下颌中切牙牙槽嵴在大约 5 岁之前的宽度大体如图 2-17 所示，几乎没有变化。从出龈 1 年前开始，主要是从舌侧牙槽嵴膨隆增加开始，该增加是从近口底部开始向牙槽嵴顶部进行。接着唇侧牙槽嵴也膨隆，宽度增加直至出龈。之后宽度减小，但即使出龈后 1 年与出龈前 1 年相比，也稍大一些。这个宽度变化与下颌中切牙从颌骨内萌出有密切关系。经过出龈 1 年后的稍稍减小和几乎没有变化的时期，在年龄 15 岁之后得以稳定 [22]。再者，出龈 1 年后的减小主要因舌侧牙槽嵴的吸收所致。

■图2-17
因舌侧牙槽嵴膨隆致下颌中切牙牙槽宽度增加 [11]

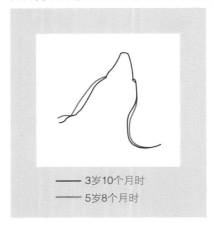

—— 3岁10个月时
—— 5岁8个月时

下颌侧切牙牙槽嵴宽度在其出龈 1 年前几乎没有变化，之后增加，特别是出龈 4 个月前开始显著增加，出龈时达到最高值。之后唇侧牙槽嵴的膨隆和舌侧牙槽嵴的吸收量大致相同，因此有宽度几乎没有变化的时期。以后因舌侧牙槽嵴的吸收致宽度减小，15 岁开始趋于稳定 [22]。

在这里，从有关前方牙群牙槽嵴宽度的生长发育综合来看，都符合切牙出龈 1 年前开始到出龈时一直增加、以后减小的变化趋势。增加与相关切牙萌出有密切关系。增加的倾向依牙齿种类的不同而异，唇舌侧牙槽嵴两者的膨隆，以哪个部位为主体需要区分开。宽度通常在出龈 1 年前开始明显增加，出龈时达到最大，以后减小。但是根据牙齿的种类，受到邻牙萌出的影响不同，产生变化的也有。

■图2-18

因唇舌侧牙槽嵴两者的膨隆，下颌侧切牙牙槽嵴宽度增加 [15]

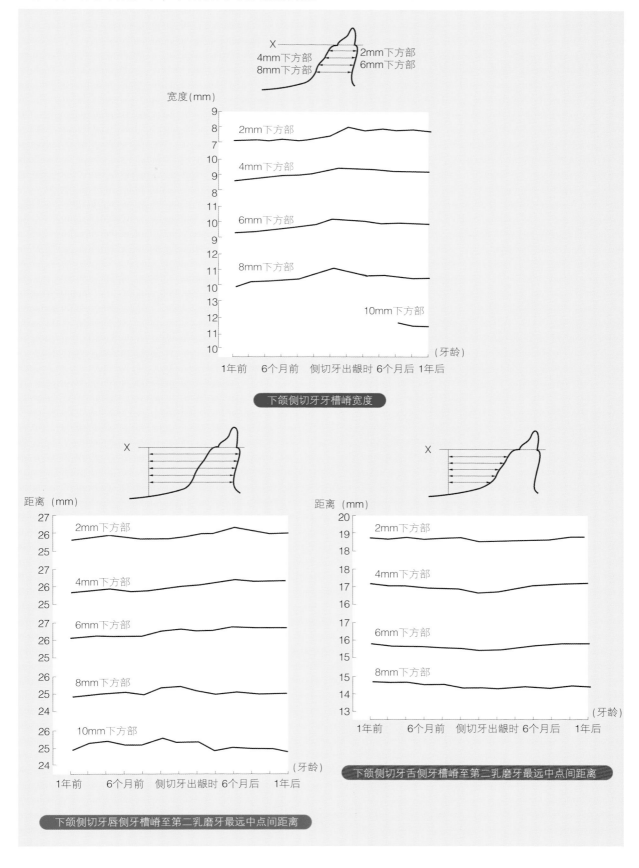

下颌侧切牙牙槽嵴宽度

下颌侧切牙唇侧牙槽嵴至第二乳磨牙最远中点间距离

下颌侧切牙舌侧牙槽嵴至第二乳磨牙最远中点间距离

对于前方牙群的牙槽嵴高度，上下颌都是从中切牙出龈开始逐渐增加，持续至15 岁左右。

从以上所述，因前方牙群牙槽嵴宽度的变化通常是切牙出龈前后 1 年间显著，临床上，在该时期进行一些治疗时，一定要充分注意这一点。

（2）侧方牙群牙槽嵴的生长发育

研究侧方牙群牙槽嵴的生长发育，相应的牙齿数量，乳牙为 3 个部位，恒牙为5 个部位，做出上下颌共 16 个部位的前额状断面，侧方牙群和前方牙群不同，是颊、舌侧牙槽嵴间宽度（上颌为腭部宽度），以及左右侧牙槽嵴宽度，从 3 岁至 20岁，每间隔 2 个月进行测量研究。

颊、舌（腭）侧牙槽嵴间，及左右侧牙槽嵴宽度，如图 2-19（A）（B）（C）所示，为前额状面图上与基准平面平行、间隔 2mm 的直线与颊、舌（腭）侧牙槽嵴相交，两点间距离测量图。之所以进行如此详细的测量，其目的是想看一看牙列颊侧和龈颊移行部与口底部这两个部位在近牙槽嵴区是否有不同的变化。因而在基托型咬合诱导装置的边缘、组织面切削时，或基托型咬合诱导装置替换时则可掌握规律。我们在该方面进行的这样详细的测量分析属于首次研究。

■图2-19

侧方牙群牙槽嵴的测量部位

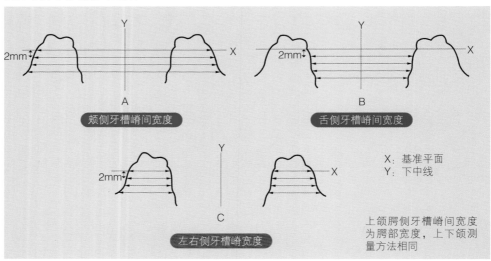

①颊侧牙槽嵴间宽度和牙弓宽度有类似的变化

除一个时期外，颊侧牙槽嵴间宽度和同一部位牙弓宽度的发育变化极其类似。图 2-20 表示上颌第一乳磨牙、第一前磨牙的牙弓宽度和同一部位颊侧牙槽嵴间宽度的发育变化。第一乳磨牙牙弓宽度逐渐增加，同时颊侧牙槽嵴间宽度有大致相同

■图2-20

牙弓宽度和颊侧牙槽嵴间宽度的发育变化类似（上颌第一乳磨牙部/第一前磨牙部）[6]

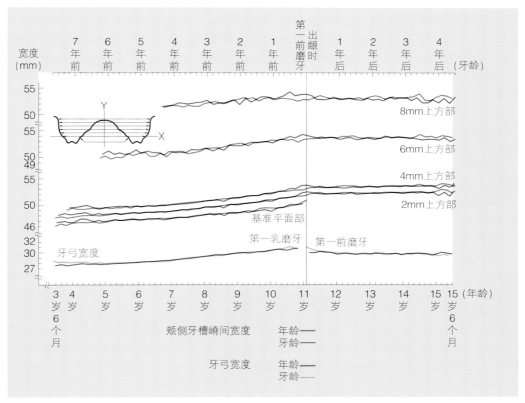

的增加趋势。相对地，第一前磨牙牙弓宽度几乎没有变化，而同时期颊侧牙槽嵴间宽度也同样几乎没有变化。

但是以第一前磨牙出龈时间为基准的牙龄来观察，颊侧牙槽嵴间宽度的变化从出龈 1 年前开始急剧增加，出龈时达到顶点，以后 1 年大幅减小，之后为大致稳定状态。图 1-10 表示了下颌乳尖牙、尖牙的牙弓宽度和颊侧牙槽嵴间宽度的发育变化也有类似趋势。

像这样，除上颌第二乳磨牙部，全部乳牙颊侧牙槽嵴间宽度在继承恒牙出龈前后 1 年的变化可被确定。这个变化的根本原因是继承恒牙或邻牙从颌骨内萌出，变化的程度与恒牙大小和萌出路径等有很大关系。临床上，如果该时期颊侧牙槽嵴宽度的增大能够永久保持，那么对于所做的各种治疗都是极其有益的。例如，若能保持乳尖牙、恒尖牙区增加的牙槽嵴宽度，则对防止前牙区拥挤以及预防其复发都非常有益。

乳牙存在时期颊侧牙槽嵴间宽度和所有部位的牙弓宽度类似，表现为增加。之后，除继承恒牙出龈前后 1 年间，几乎没有变化，以后保持稳定。

另一方面，上颌第一、第二磨牙因无先期乳牙存在，其颊侧牙槽嵴间宽度在萌出运动影响下，从出龈1年前开始至出龈期间急剧增加。因此这个时期，必须避免在该部位制作佩戴基托型装置。之后，上颌第一、第二磨牙的变化不同。比第二磨牙大约早6年出龈的第一磨牙颊侧牙槽嵴宽度和牙弓宽度一样，在混合牙列期中，至年龄13~15岁期间逐渐增加，以后几乎不再变化。而上颌第二磨牙颊侧牙槽嵴宽度与上颌第一磨牙的变化相同，因为不存在乳牙和其自身的萌出运动，从出龈1年前开始，到出龈为止，迅速增加，之后，和牙弓宽度一样，几乎不变化。

对于下颌第一磨牙颊侧牙槽嵴间宽度的生长变化来说，由于第一磨牙出龈前，龈颊移行部的位置高，可以测量的部位很少，也不能正确反映其变化，所以不能像上颌那样在出龈前捕捉其明显的变化。但是出龈后可以测量，其变化和下颌第一磨牙牙弓宽度相同，在混合牙列期，到年龄13岁表现为增加趋势，其后几乎不变化。下颌第二磨牙可以测量的部位很少，也很难捕捉到明显的变化。

综上所述，颊侧牙槽嵴间宽度的生长发育与牙弓宽度的生长发育变化极其类似，即乳牙列期和混合牙列期第一磨牙部颊侧牙槽嵴间宽度在上下颌均表现为增加，以后全部乳牙替换后几乎没有变化，呈稳定状态。第二磨牙颊侧牙槽嵴宽度在出龈后几乎不增减，呈稳定状态。因此，颊侧牙槽嵴间宽度的生长发育从前方的尖牙区完成后，接着向后方进行。最后，第一磨牙部的颊侧牙槽嵴间宽度至混合牙列后期，即年龄在13~15岁时在扩大，以后稳定。因此，临床上在这个生长发育时期，必须尽量避免阻碍发育的治疗，不得已时，必须注意只能短期治疗。

②舌侧牙槽嵴间宽度和腭部宽度分3型

舌侧牙槽嵴间宽度是指下颌的测量部位，广义地讲，上颌同样适用，在这里，腭部的宽度也称作舌侧牙槽嵴宽度。

除上下颌乳尖牙、恒尖牙部的腭部宽度和舌侧牙槽嵴宽度的变化外，其他部位的变化粗略分为3类。一种类型是以2mm间隔测量的，所有测量部位至15岁均表现为大体增加的趋势，但并非完全不减小，只表现为一时的极微小的减小。此型包括上颌第一、第二乳磨牙，第一、第二前磨牙，及第一、第二磨牙的腭部宽度。图2-21表示上颌第二乳磨牙、第二前磨牙牙弓宽度和腭部宽度的变化。如图2-21（A）所示，测量部位的腭部宽度至15岁为止，全部在增加[6]。而在15岁之后如图2-21（B）所示，大体上稳定下来[21]。但是，第一、第二磨牙的腭部宽度15岁之后还在增加，直到接近20岁还在发育下去，这一点必须知道。

■图2-21

上颌第二乳磨牙、第二前磨牙腭部宽度和牙弓宽度的变化

（A）上颌第二乳磨牙、第二前磨牙腭部宽度及牙弓宽度的变化（3岁6个月~15岁6个月）[6]

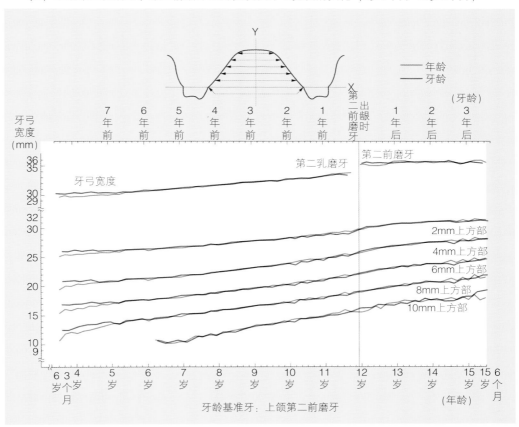

（B）上颌第二前磨牙腭部宽度的变化（15~20岁）[21]

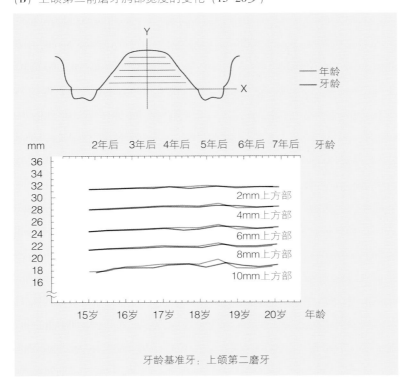

第 2 种变化类型是牙颈部附近的测量部位到 15 岁左右逐渐增加，而由于根尖附近恒牙的大小、位置移动关系，宽度减小，之后增加，15 岁之后则变化几乎消失。此型包括下颌第一、第二乳磨牙部和第一、第二前磨牙部。图 2-22 为下颌第一乳磨牙、第一前磨牙舌侧牙槽嵴间宽度和牙弓宽度的发育变化。牙颈部附近测量的舌侧牙槽嵴宽度到 15 岁左右时逐渐呈等差数列样增加。而在口底附近从 4 岁左右到 9 岁 4 个月为减小，越向口底方向减小量越大。这个减小要考虑恒牙发育、大小及其位置关系因素，之后增加[6]，15 岁之后几乎不再变化[21]。

■图2-22

下颌第一乳磨牙、第一前磨牙舌侧牙槽嵴间宽度和牙弓宽度的变化[6]

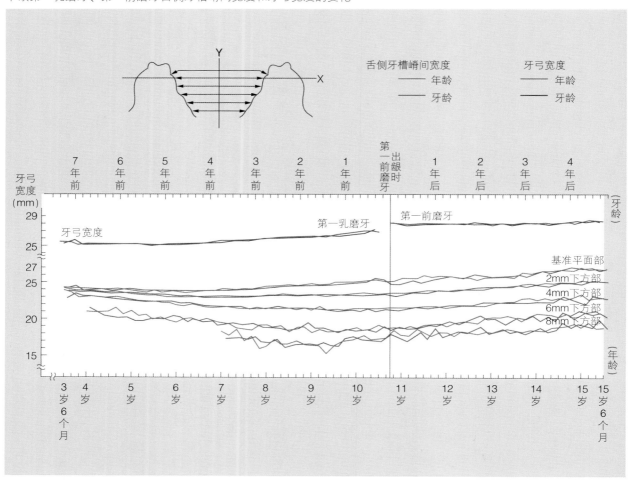

最后是第 3 种变化类型，虽不是全然看不出变化，但是在全部观察期间增减的变化极小。属于此类型的是下颌第一、第二磨牙部。

图 2-23 显示了下颌第一磨牙舌侧牙槽嵴间宽度和牙弓宽度的发育变化。牙弓宽度随增龄而极少量增加。同样，舌侧牙槽嵴间宽度在邻近牙颈部 2mm 下方和牙弓宽度的变化类似，呈极少量增加。而近口底下方 8mm 及 10mm 下方处，随增龄稍有减小。15 岁之后几乎没有变化，稳定下来 [21]。这样的变化量极小，和其他部位比较，说几乎没有变化也不过分。再者，上颌全部的腭部宽度和下颌全部的舌侧牙槽嵴间宽度有相同变化的部位也有。

上颌全部腭侧和下颌全部舌侧牙槽嵴间宽度的变化相同，牙颈部邻接部位和牙弓宽度的变化极其相似，因为这是与牙齿邻接的部位，所以是理所当然的。

■图2-23

下颌第一磨牙舌侧牙槽嵴间宽度和牙弓宽度的变化 [6]

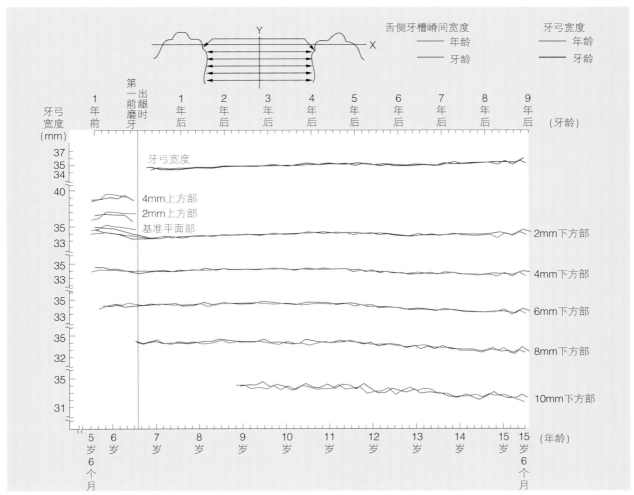

③乳尖牙和尖牙舌侧牙槽嵴宽度与腭部宽度变化不同

上下颌乳尖牙宽度和其他部位表现为不同的变化，即上颌 6 岁、下颌 5 岁之前不太变化，之后显著减小。图 2-24 是以恒中切牙和侧切牙出龈时期为基准的牙龄观察到的该时期腭部宽度和舌侧牙槽嵴间宽度的变化。从上下颌恒中切牙出龈 1 年半前开始，宽度显著减小，上、下颌恒中切牙、恒侧切牙出龈时期之间，为腭部宽度最小值。这是受到恒中切牙萌出的影响，腭部和下颌舌侧牙槽嵴出现较大膨隆的原因。之后直至上下颌恒侧切牙出龈后 6 个月，宽度增加。这是由于恒侧切牙出龈，腭部及舌侧牙槽嵴膨隆消失所致。

图 2-25 显示腭部宽度增加，而以恒尖牙出龈时为基准的牙龄看基准平面部，从出龈 1 年前开始稍稍减少，这是受恒尖牙萌出、腭部膨隆的影响。恒尖牙出龈时，因为腭部龈缘退缩，基准平面不能测量，但更深的腭部 2mm 和 4mm 上方部宽度至 15 岁左右表现为增加，之后稳定下来。图 2-25 是堀川 [6] 和辻野 [21] 论文的图表。之所以省略辻野论文中 15 岁之后的图表，其原因是使用的牙齿为第二磨牙，与堀川使用的尖牙在牙龄上是不同的。

■图2-24

以恒切牙出龈时为基准的牙龄和年龄观察乳尖牙腭部和舌侧牙槽嵴间宽度的变化 [6]

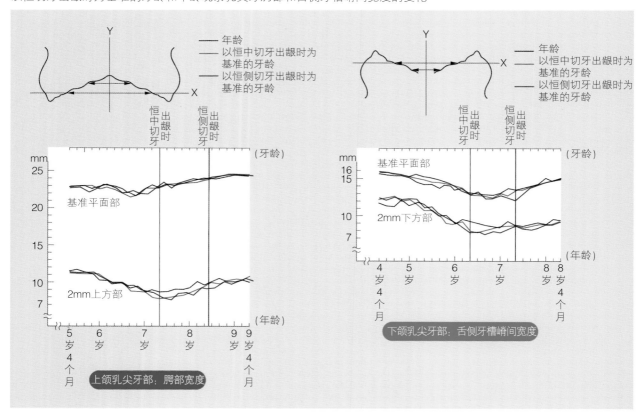

■图2-25

上颌乳尖牙、恒尖牙腭部宽度和牙弓宽度的变化

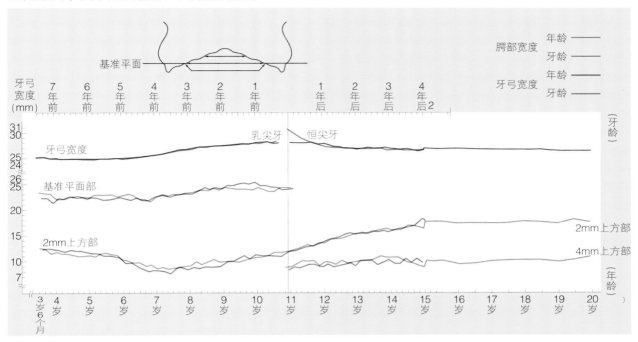

另外，下颌舌侧牙槽嵴间宽度在切牙出龈后增加，基准平面部到 9 岁左右增加，之后几乎不变化。而 2mm 和 4mm 下方部到 15 岁 6 个月出现一时增加，以后则不变化而趋稳定。但以恒尖牙出龈时为基准的牙龄来看，出龈前 6 个月到出龈 4 个月后全部测量部位稍有减小，与上颌同样，是因为恒尖牙出龈所伴发的舌侧牙槽嵴的膨隆。

像这样上下颌乳尖牙、恒尖牙腭部宽度和舌侧牙槽嵴间宽度与其他部位不同，中切牙、侧切牙、尖牙 3 个牙齿出龈伴发腭部或下颌舌侧牙槽嵴膨隆，上下颌宽度均减小。因此基托型装置会不适合或折断，该时期必须切削基托组织面，对基托进行再制作。

④牙槽嵴的膨隆 2 型

由于牙槽嵴的膨隆，腭部宽度和舌侧牙槽嵴间宽度减小，有 2 种类型必须分开思考。一型如图 2-26（A）所示，切牙切端、尖牙尖端的膨隆，另一型是图 2-26（B）所示的基于恒牙牙胚颊舌侧大小、位置关系的膨隆。

由于切缘、牙尖的膨隆是向着萌出方向生长所致，膨隆部分坚硬，因此基托型装置不适合，会破裂。为防止此现象，基托边缘、组织面必须磨改，再制作装置。

牙槽嵴膨隆的2种类型

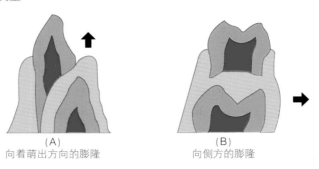

(A)   (B)
向着萌出方向的膨隆   向侧方的膨隆

另外，恒牙牙胚大小、位置关系所产生的膨隆与萌出方向相对，是向侧方生长所致，因此，临床上为不阻碍生长发育，有必要进行基托组织面的磨改、再制作。但是，如对向舌侧方向的膨隆区使用硬质基托等装置，可抑制发育，牙胚则向颊侧移动，将来能够有助于牙弓的扩大，这是好的方面。这种情况对牙胚的发育没有阻碍，是否能引导牙弓扩大则需要以后的研究。

⑤颊舌侧牙槽嵴发育状态决定左右侧牙槽嵴的宽度

左右侧牙槽嵴宽度大小几乎相同，因此，颊侧牙槽嵴间宽度减去舌侧牙槽嵴间或腭部宽度，除以2即为牙槽嵴的宽度。两侧牙槽嵴间宽度若增加，且增加量大致相同的话，左右侧牙槽嵴宽度则没有变化。牙槽嵴宽度的变化在上颌磨牙部是从15岁开始，持续到18~19岁，而其他部位则15岁左右就稳定了。

左右侧牙槽嵴宽度在上颌第二乳磨牙、第二前磨牙和下颌第二磨牙区逐渐减小，而其他各部位表现为牙齿出龈前增加，出龈后减小。

上下颌乳尖牙、恒尖牙左右侧牙槽嵴宽度的变化稍有不同，而恒中切牙、恒侧切牙及恒尖牙都表现为与出龈相关的增加或减小。

5）腭部的生长发育持续到20岁左右

笔者所研究的腭部的生长发育如图2-27（A）（B）所示，显示了腭部宽度和高度的变化。腭部高度如图2-27（A）所示，通过正中与基准平面成直角相交的线段，与此线段平行，每间隔5mm的直线与腭部和基准平面相交，测量2点间距离，即为腭部高度。腭部宽度与牙槽嵴测量方法相同。

乳尖牙部的腭部高度在5岁6个月之前几乎不变，如图2-28所示，5岁6个月到7岁6个月明显减小。正如前面所记述的腭部宽度也大致同时期减小。这是恒中切牙、侧切牙从颌骨内萌出所致的腭部膨隆的根本原因。除乳尖牙外，其他测量部

■图2-27

腭部测量部位

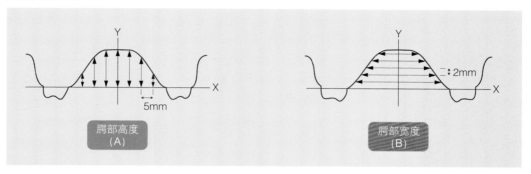

腭部高度
(A)

腭部宽度
(B)

■图2-28

乳尖牙部腭部从5岁6个月到7岁6个月间的生长发育模式图 [12]

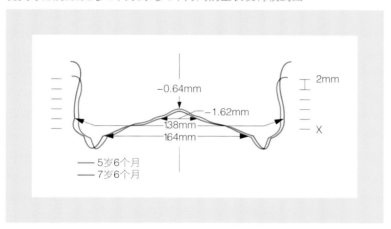

−0.64mm
−1.62mm
2mm
138mm
164mm

—— 5岁6个月
—— 7岁6个月

位宽度逐渐增加（图 2-29）。如图 2-29 所示恒尖牙出龈后，腭部宽度增加，高度的增加量越向腭部后方越大，各部位同时除去两侧的 15mm，越向正中部越小。腭部的生长发育在很多部位增加到 18~19 岁，之后稳定，而第二磨牙部的腭部则 18~19 岁之后还在发育（图 2-30）。

■图2-29

腭部的生长发育模式图 [6]

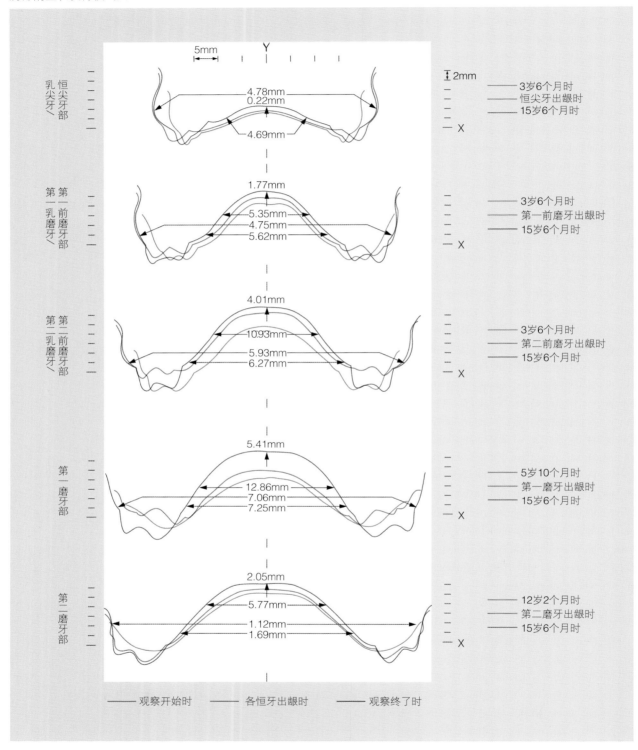

■图2-30

第二磨牙部腭部从15岁到20岁的生长发育模式图 [21]

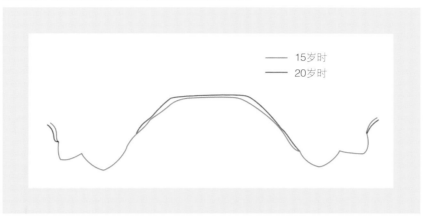

6）上下颌咬合关系在20岁左右达到稳定

我们从乳牙列到恒牙列稳定期，进行了详细的研究。其结果表明，上下颌的咬合关系有极小的变化时期，也有较大的变化时期，其变化持续到 20 岁左右，之后逐渐稳定。笔者及其指导的对咬合关系的相关研究集中在表 2-2 中列出，研究对象为从 3 岁到 28 岁，每隔 2 个月复诊，得到大约 100 例石膏模型，以及 1 岁 6 个月、2 岁、3 岁和 5 岁的全部 512 名健康体检儿童。

每个研究内容在后面记述，这里省略。

■表2-2

我们进行的主要的咬合生长发育相关研究

研究内容	研究者
乳牙列期咬合累年的观察	坞田米优珂、平岭小百合、米泽卓郎、外木德子、中川撒托米、西条崇子、町田幸雄[38-39]
从乳牙列期到混合牙列初期咬合关系的恶化	秋元英典[40]
从乳牙列期到恒牙列期覆盖的变化	坞田米优珂[41]
从乳牙列期到恒牙列稳定期前后咬合关系的恶化	大西美香[7]
上下颌中线累年的观察	杉山瑞穗[42]
乳牙、恒牙早失病例的恒牙列期咬合状态	町田幸雄、杉浦三香、田中丸治宣[43]

2 混合牙列期咬合诱导时的注意事项

　　乳牙列期的后牙反𬌗理应立刻治疗，儿童、家长对此的关心也不少，如患者方面提出此类治疗，而我们却没有开展，则实在是极其遗憾的事。还有，前牙反𬌗虽然随增龄而减少，但是不治疗的话，混合牙列期有成为骨性前牙反𬌗的危险性，为避免返种情况发生，乳牙列期必须治疗。如果口腔不良习惯是形成开𬌗、上颌前突的主要原因，乳牙列期应该治疗这种错𬌗畸形，因此乳牙列期的咬合诱导极其重要。

　　和乳牙列期同样重要的时期是混合牙列期，也即替换期。该时期在咬合诱导方面，笔者特别将应该考虑的一些事项列举如下。

1) 恒牙列期错𬌗畸形的前兆多发生在混合牙列前期

　　根据我们对恒牙列期咬合状态的调查研究[43]，表明即使没有乳牙与恒牙的早失，发展成为正常咬合的也仅占34.9%，其他的65.1%形成了错𬌗畸形（如表2-3）。

■表2-3

无乳牙、恒牙早失的病例错𬌗畸形的发生率[43]

错𬌗	发生率(%)
1. 拥挤牙列咬合	41.1
2. 深覆盖	10.7
3. 上颌前突	5.3
4. 前牙反𬌗	3.6
5. 间隙或拥挤牙列咬合	3.6
6. 间隙牙列咬合	21.4
7. 锁𬌗	14.3

1~6项错𬌗畸形的前兆大部分是在混合牙列前期发生。

　　恒牙列期的错𬌗中，发生频率最高的拥挤牙列咬合大部分在前牙部发生，而前牙从萌出开始就暴露出拥挤的病例有很多[28]。根据笔者指导的坞田[41]的学位论文，很明显，恒切牙萌出完成时的深覆𬌗与恒牙列完成时的状态密切相关，可见，恒牙列期的深覆𬌗在混合牙列前期也是能够预见的。

而且，上颌前突及反殆也在前牙部出现，因此恒牙列期错殆畸形表征的大部分能够在混合牙列前期发生。因此该时期有必要进行较频繁的定期复查。

2）前牙、磨牙的排列各有各的位置范围 [44]

笔者常年持续的牙列、牙槽嵴的生长发育相关研究认为，前牙、磨牙在排列时有各种范围界限 [44]。图 2-31（A）(B）显示该病例上下颌有较重的拥挤，这种拥挤限于前牙区，磨牙区未波及。如果为消除前牙区的拥挤而拔除前磨牙进行治疗，复发时还会出现在前牙区。

进一步讲，下颌 Leeway 间隙较上颌大，而下颌侧方牙群在替换时，要利用这个大的 Leeway 间隙来改善前牙拥挤却几乎行不通。因此，原则上，前牙区的间隙不足必须在前牙区解决，磨牙区的间隙不足必须在磨牙区解决，两者间在排列时相互让步原则上是不行的。

■图2-31
前牙、磨牙的排列受到限制。上下颌前牙区有较重的拥挤，而磨牙区未波及

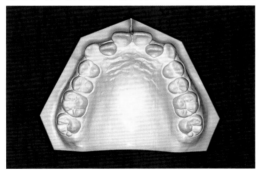
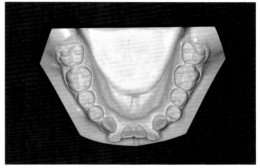

（A)上颌　　　　　　　　　　　　　　（B)下颌

解决前牙的排列间隙不足唯一的办法是利用切牙区生长发育期，促进牙列、牙槽嵴的生长发育，从而获得萌出间隙。对于生长发育已经完成，排列间隙还有大的不足的病例，不得已拔牙时，对于前牙区的不足原则上拔前牙，磨牙区的不足原则上拔磨牙。

前牙区的拥挤如果进行拔除磨牙的治疗，考虑到排列限制，相信会成为复发的主要原因。

3) 尖牙牙槽嵴的发育至尖牙出龈时停止

前牙区形成正常排列的主要原因之一是尖牙牙槽嵴的发育。一般地，乳牙列期，即使看不到大的恒切牙排列间隙，但中切牙、侧切牙萌出时，因为伴有尖牙牙槽嵴间、特别是唇侧宽度的显著发育，使得前牙能够正常排列。

图 2-32 和图 1-10 为著者指导的堀川的学位论文 [6]，其中清楚表明，在 6~7 岁至 10~11 岁，以上下颌尖牙出龈时间为基准的牙龄上，尖牙出龈 3~4 年前至出龈期间，唇侧牙槽嵴间宽度显著增加，而之后就几乎看不到变化。

■图2-32

上颌乳尖牙、恒尖牙唇侧牙槽嵴间宽度和牙齿间宽度的变化 [6]

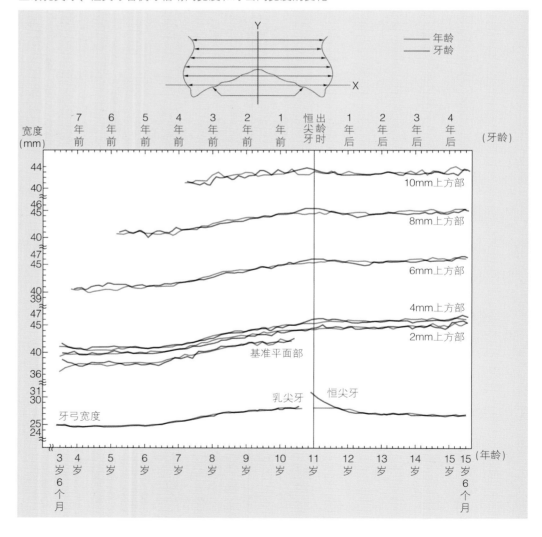

　　图 2-33、图 2-34 显示了以上下颌 3 岁 6 个月时、尖牙出龈时及 15 岁 6 个月时的平均值为基础描画的乳尖牙、尖牙牙槽嵴的前额状断面的重叠图。在尖牙出龈时（上颌平均 10 岁 11 个月，下颌平均 10 岁 2 个月）以及 15 岁 6 个月时，与其说上下颌唇侧牙槽嵴间宽度几乎没变化，不如说龈颊移行部附近在 15 岁 6 个月时更减小。

■图2-33

上颌乳尖牙、尖牙牙槽嵴的3个时期前额状断面重叠图 [6]

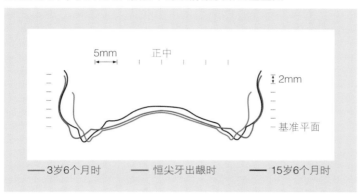

■图2-34

下颌乳尖牙、尖牙牙槽嵴的3个时期前额状断面图重叠图 [6]

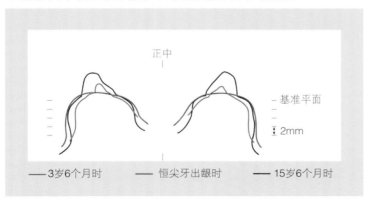

　　像这样尖牙牙槽嵴的发育有助于前牙正常排列，而在尖牙出龈时发育停止的知识必须知道。因此，对于前牙区拥挤的病例，乳尖牙牙槽嵴的生长发育显著的时期，即 7 岁到 9 岁尖牙尚未出龈时，促进牙槽嵴充分发育，以弥补间隙的不足来消除拥挤是个好办法。对于牙槽嵴发育已停止才开始的治疗，只进行牙齿的移动，会成为将来复发的主要原因。

4）尖牙间牙弓宽度在尖牙出龈后长期减小

上下颌尖牙有别于其他牙齿，其牙弓宽度的变化为减小型，被称作特殊的变化，前面已做记述。这种减小在我们的研究中最终持续观察到 20 岁，牙龄在上颌为出龈后 9 年，下颌为出龈后 9 年 6 个月。这种减小可以考虑为生理性减小。

表 2-4 表示年龄在上颌从 10 岁 4 个月到 20 岁减小 1.92mm，下颌从 9 岁 8 个月到 20 岁减小 2.46mm。另外，以牙龄观察，上颌从尖牙出龈到出龈后 9 年减小 4.68mm，下颌从出龈到出龈后 9 年 6 个月减小 3.57mm。以牙龄观察得到的减小量比以年龄观察到的数值大，是由于以牙龄作基准，尖牙出龈时，测量两侧舌侧牙颈部最下点间距离，最早的减小量大是因为上下颌尖牙舌面形态为向着尖端倾斜的原因。

■表2-4

上下颌尖牙牙弓宽度的减小 [35]

年龄别＼颌别	上 颌			下 颌		
年龄	10 岁 4 个月	20 岁 0 个月	减小量	9 岁 8 个月	20 岁 0 个月	减小量
	28.52mm	26.60mm	−1.92mm	23.24mm	20.78mm	−2.46mm
牙龄	出龈时	出龈后 9 年	减小量	出龈时	出龈后 9 年 6 个月	减小量
	31.21mm	26.53mm	−4.68mm	24.34mm	20.77mm	−3.57mm

因为这样生理性的长时间一直减小，对于尖牙萌出完成后的病例，前牙区拥挤进行治疗时，考虑复发是当然的。著者认为，为防止这个减小，上下颌稳定的咬合关系至少须保持到 20 岁左右。

5）牙弓长度从第二乳磨牙脱落时开始显著减小

在牙列生长发育的全过程中，牙弓长度由于乳牙脱落、恒牙萌出，测量部位应该有 3 次变更。本章图 2-10、图 2-11 是我们 [37] 所做的从乳牙列期到青年期的牙弓长度发育相关的常年的研究结果。根据年龄和牙龄所做的观察，两者表现为类似的变化。但是，以恒中切牙出龈时及第二乳磨牙脱落时的牙龄为基准的观察，比年龄能显示更准确的变化，因此依据牙龄来说明有关变化。

　　测量乳中切牙最突出点到左右侧第二乳磨牙最远中点连线间的距离为乳牙列期牙弓长度，上下颌同时观察，从开始测量起，有逐渐减小趋势。而当恒中切牙接近出龈时，长度则渐渐增加。乳中切牙脱落、恒中切牙出龈后的牙弓长度在上下颌急剧增加，接着，在第二乳磨牙脱落之前，平缓增加。第二乳磨牙一旦脱落，从恒中切牙唇面到左右侧第一磨牙最近中点连线的垂线距离，即牙弓长度，表现为急速减小的趋势，特别在下颌很显著，到脱落后大约 18 个月前，减小很明显。这个减小主要是因为第二乳磨牙脱落伴 Leeway 间隙存在、间隙缩小、消失，第一磨牙近中移动所致。

　　图 2-35（A）为两侧第二乳磨牙脱落前 1 年的下颌牙列模型。图 2-35（B）是同一病例第二乳磨牙刚刚脱落、第二前磨牙出龈时的模型，两侧第二前磨牙的近远中是因为 Leeway 间隙存在的牙间间隙。图 2-35（C）是第二前磨牙萌出 1 年后的模型，可见第二前磨牙近远中本来的牙间间隙已经消失。图 2-35（D）是 A 和 C 重叠的结果，前牙区的排列状态几乎没有变化，但可看出第一磨牙大量地近中移动，牙弓长度缩短。

■图2-35
因下颌第二乳磨牙脱落、第一磨牙近中移动所致的牙弓长度和牙弓周长缩短 [23]

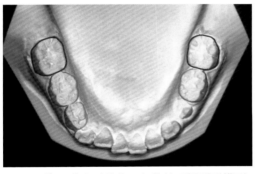
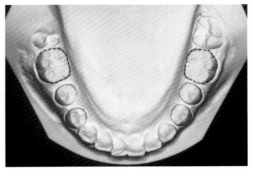

（A）第二乳磨牙脱落 1 年前的下颌牙列模型　　　　（B）第二前磨牙出龈时，其近远中存在牙间间隙

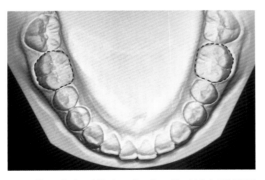
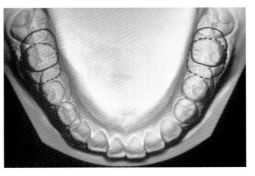

（C）第二前磨牙萌出 1 年后，其近远中牙间间隙消失　　（D）A 和 C 的重叠图，第一磨牙显著近中移动

像这样乳牙侧方牙群替换时，有多余的排列间隙，存在 Leeway 间隙，牙弓周长的缩短大约是牙弓长度的 2 倍。

但是，对乳牙列期和 4 个恒切牙萌出完成期的牙弓周长和恒牙列期必需的牙弓周长相关性的调查研究中 [45]，在 4 个恒切牙萌出完成时，尽管牙弓周长较恒牙列期必要的牙弓周长尚有余量，但是也存在拥挤的病例，这是由于替换期时第一磨牙近中移动，使得牙弓周长消耗缩短所致。

对于这样的病例，我们必须要用后面记述的舌弓式、腭弓式间隙保持器来阻止第一磨牙的近中移动，从而预防拥挤的发生。通过这种方法，要比恒牙列完成后，再将第一磨牙向远中移动来获得排列间隙的方法，要节省时间和工序，所以是非常有效的治疗方法。

6）拥挤大多发生于前牙部位，且多数就此固定

如前所述，错𬌗畸形的大部分是拥挤，因此，错𬌗畸形的治疗多数是针对拥挤的治疗。根据著者指导的杉浦的学位论文 [28]，如表 2-5 所示，拥挤的大部分（70%~80%）发生于前牙区，而且，如表 2-6，牙齿萌出完成时，拥挤即在原部位固定不变的情况很多，上颌占 84.6%，下颌占 64.5%。当然，因其他牙齿的萌出而在其他部位产生拥挤的情况也有，但是发生率很小，上颌占 15.4%，下颌占 35.5%。而在下颌的 35.5% 中，因下颌第二磨牙萌出伴发前牙区拥挤的病例占 25.8%（8 例），该拥挤的发生与其说是由于第二磨牙的萌出所导致，不如说是因为该时期尖牙间牙弓宽度的减小是根本原因。还有，拥挤的出现未必仅仅是因为排列间隙的不足所产生的 [46]。

■表2-5

拥挤的出现部位 [28]

出现部位	上颌病例数（%）	下颌病例数（%）
仅限前牙区	18(69.2)	24(77.4)
仅限前磨牙区	0(0)	1(3.2)
仅限第二磨牙区	4(15.4)	0(0)
前牙区和前磨牙区	2(7.7)	1(3.2)
前牙区和第一磨牙区	0(0)	1(3.2)
前牙区和第二磨牙区	2(7.7)	4(13.0)
合　　计	26(100)	31(100)

■表2-6
拥挤的出现时期 [28]

出现时期		上颌 病例数（%）	下颌 病例数（%）
右侧记述牙齿萌出完成时其部位发现拥挤	前牙	16(61.5)	18(58.1)
	前磨牙	2(7.7)	1(3.2)
	第一磨牙	0(0)	1(3.2)
	第二磨牙	4(15.4)	0(0)
	小计	22(84.6)	20(64.5)
右侧记述牙齿萌出时其他部位发现拥挤	前牙	3(11.5)	2(6.5)
	前磨牙	0(0)	1(3.2)
	第二磨牙	1(3.9)	8(25.8)
	小计	4(15.4)	11(35.5)
合　　计		26(100)	31(100)

7）恒牙列完成后，拥挤不会自愈

恒牙在牙根发育 2/3~3/4 时出龈，之后约需 3 年时间牙根发育完成，而对于呈现了拥挤的病例如果在此期间不做任何治疗，其拥挤不会自愈。因此，此期间给予适当的治疗非常重要。在所研究的病例中，不使用矫治力，仅进行切削调磨的处理，拥挤自愈的病例也存在。因此替换期定期复查，根据情况施行恰当的治疗很重要。

图 2-36（A）显示下颌左侧侧切牙舌侧移位，而第二前磨牙远中存在间隙，图 2-36（B）为同一病例 2 年 6 个月后的图像。图 2-36（A）中侧方牙群虽然存在间隙，但侧切牙的舌侧移位没有消除，而是第一磨牙近中移动关闭了牙间间隙，像这

■图2-36
拥挤没有消除的病例

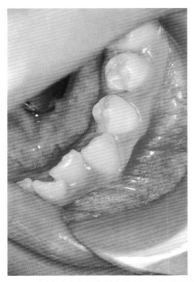 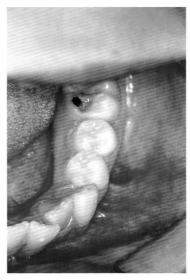

（A）侧切牙舌侧扭转及第二前磨牙远中侧存在牙间间隙（10岁11个月）　（B）侧切牙的舌侧扭转没有消除而第二前磨牙远中侧的牙间间隙消失（13岁6个月）

样，牙列完成后，拥挤不会自愈。但是，在图 2-36（A）的时间点的话，并不能使侧方牙群远中移动，虽可以利用存在的牙间间隙对侧切牙的舌侧移位进行治疗，但未必是最好的治疗方法，因为复发的可能性很高。最好的治疗是在恒尖牙萌出前，颊侧齿槽间宽度正在发育增加期时，进行侧切牙舌侧移位的相应处理。

8）健全的侧方乳牙可预防侧方恒牙群拥挤

未进行牙髓治疗、根管治疗等的健全的侧方乳牙的存在，能够预防第一磨牙和前磨牙发生拥挤。本章的图 2-35 所观察的病例有健全的侧方乳牙，没有第一磨牙及前磨牙的拥挤发生。

相对地，进行了去髓或根管治疗的乳牙，容易发生早期脱落、晚期滞留等情况，扰乱了正常的继承恒牙的替换，徒然地招致 Leeway 间隙消失，引起恒牙侧方牙群拥挤的危险性增高。特别对于乳牙侧方牙早失的病例，此倾向更强。另外，即使对侧方乳牙中单个牙的早失进行间隙保持的病例，直至继承恒牙出龈前，也会因为最后的一点点时间里排列间隙缩小、造成拥挤，因此需要经常观察，根据症状，佩戴舌弓或腭弓型间隙保持装置，必须注意预防侧方牙群排列间隙的缩小。

3　从恒切牙口腔内萌出时开始预测　恒牙列期的排列状态

1）仅凭乳尖牙和侧切牙位置关系进行预测的简单预测法

　　本方法是仅仅观察乳尖牙和恒侧切牙的位置关系，预测未来恒牙列排列状态的方法。因此，准确率不是很高，但因为能够仅从模型观察来预测，所以非常简便。

　　本预测法是在笔者指导下的肉仓[93]完成的，4 个恒牙萌出时，乳尖牙和恒侧切牙的位置关系分为 5 类，即：

　　①**非接触型**

　　乳尖牙位于侧切牙远中，且左右侧或左右任何一侧的侧切牙和乳尖牙间有间隙（图 2-37（A））。

　　②**接触型**

　　左右侧侧切牙和乳尖牙接触，整齐排列（图 2-37（B））。

■图2-37

恒切牙和乳尖牙的位置关系

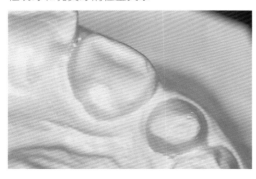

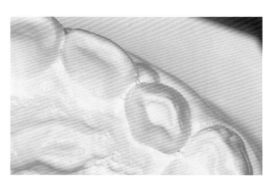

（A）非接触型　　　　　　　　　　　　　　　（B）接触型

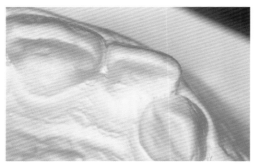

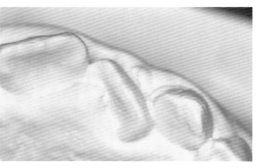

（C）唇侧型　　　　　　　　　　　　　　　（D）舌侧型

###③唇侧型
左右侧或左右任何一侧侧切牙位于乳尖牙的唇侧（图 2–37 (C)）。
###④舌侧型
左右侧或左右任何一侧侧切牙位于乳尖牙的舌侧（图 2–37 (D)）。
###⑤混合型
左右任何一侧侧切牙位于乳尖牙唇侧，而相对侧位于乳尖牙舌侧。

如图 2–38、图 2–39 所示，不论哪种类型都向 2 种排列状态移行，各型特征为：非接触型移行为恒牙列期的正常牙列和间隙牙列。另外，接触型容易形成正常牙列，舌侧型比唇侧型更容易移行为拥挤牙列，其倾向在下颌特别显著。

■图2-38
上颌侧切牙和上颌乳尖牙位置关系以及恒牙列的排列状态

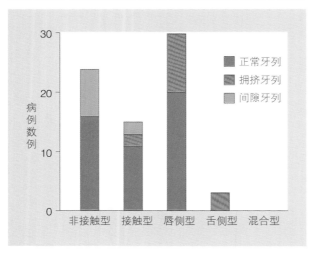

■图2-39
下颌侧切牙和下颌乳尖牙位置关系以及恒牙列的排列状态

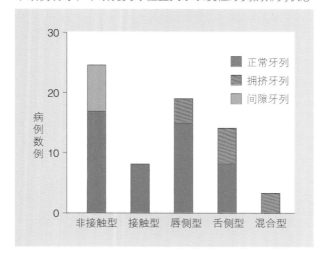

图 2-40（A）表示 4 个恒切牙萌出时，乳尖牙和恒侧切牙位置关系为非接触型，恒牙列期形成间隙牙列；图 2-40（B）表示 4 个恒切牙萌出时为接触型，恒牙列期形成了正常牙列；图 2-40（C）表示 4 个恒切牙萌出时为唇侧型，恒牙列期形成了正常牙列；图 2-40（D）表示 4 个恒切牙萌出时为舌侧型，恒牙列期形成了拥挤牙列。

■图2-40
乳尖牙和恒侧切牙的位置关系以及恒牙列期的排列状态

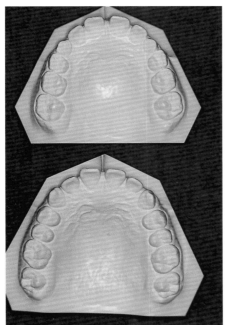

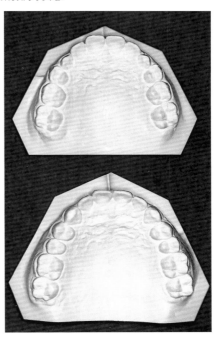

（A）非接触型→间隙牙列　　　　　　　　（B）接触型→正常牙列

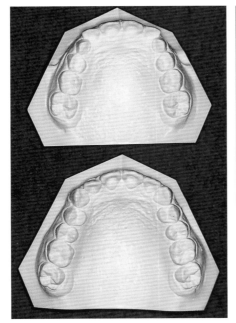

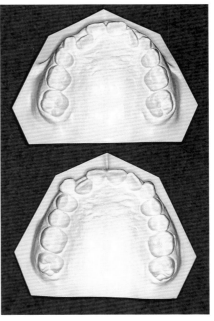

（C）唇侧型→正常牙列　　　　　　　　　（D）舌侧型→拥挤牙列

2) 用模型测量和计算式来预测恒牙列期排列状态

著者等将上下颌恒牙列期的排列状态大致区分为正常牙列、拥挤牙列、间隙牙列3类（图2-41）。上下颌相同排列状态的病例很多，当然也有像上颌为正常牙列、下颌为拥挤牙列，上颌为间隙牙列、下颌为正常牙列等的组合。

■图2-41

恒牙排列状态的3个类型

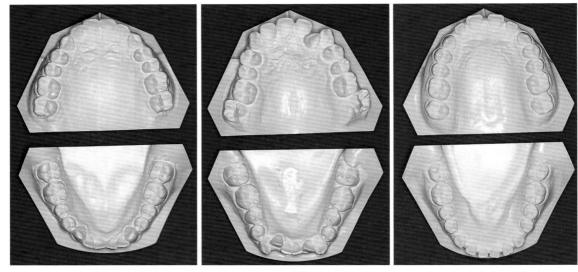

（A）上下颌正常牙列　　　　　（B）上下颌拥挤牙列　　　　　（C）上下颌间隙牙列

预测恒牙列期的排列状态时，尽可能从早期开始。笔者指导的长谷川的学位论文[47]中，从乳牙列期开始到混合牙列期，为了调查是什么因素对恒牙列完成期的排列状态产生影响，采纳了上下颌各自18个项目，进行逐步回归分析及相关分析，抽出恒牙列期3个排列状态中最有说明力的项目进行研究。但遗憾的是乳牙列期常用以说明的项目得不到，因为其间正是4个切牙萌出的时间。

抽出分析的项目包括：上颌混合牙列期4个恒切牙萌出时前牙的重叠量（X_1），此期恒侧切牙和乳尖牙的重叠量（X_2），以及4个恒切牙萌出时左右侧乳尖牙舌侧牙颈部最下点间宽度，减去4个恒切牙近远中牙冠宽度的总和（X_3）3个项目。在下颌为混合牙列期的4个恒切牙萌出时前牙的重叠量（X_1）和此期恒切牙和乳尖牙的重叠量（X_2）2个项目。

其次，对抽出的有关项目进行区别分析，寻求恒牙列排列状态的预测式。其预测式如表 2-7 所示，上颌将测量值 X_1、X_2、X_3，下颌将 X_1、X_2 代入预测式计算。Y_0、Y_+、Y_- 中最大值表示将来恒牙列期的排列状态。图 2-42 表示计测部位和计测方法。

■表2-7

4个切牙从口腔萌出时恒牙列期排列状态的预测式

上颌预测公式
Y_0(正常牙列)$=-1.421X_1+1.336X_2-1.909X_3-3.706$
Y_+(间隙牙列)$=-2.044X_1+1.691X_2-1.667X_3-4.473$
Y_-(拥挤牙列)$=-0.968X_1+1.187X_2-2.659X_3-7.827$
下颌预测公式
Y_0(正常牙列)$=\ \ 0.108X_1+0.048X_2-0.043$
Y_+(间隙牙列)$=-2.643X_1+2.513X_2-3.102$
Y_-(拥挤牙列)$=\ \ 1.630X_1+0.804X_2-2.538$

X_1:4 个恒切牙口腔内萌出时前牙的重叠量

X_2:恒侧切牙和乳尖牙的重叠量

X_3: 左右侧乳尖牙舌侧牙颈部最下点间宽度-4个恒切牙牙冠近远中宽度总和

上颌使用 X_1、X_2、X_3 3 个项目，下颌使用 X_1、X_2 2 个项目

注：左右侧乳尖牙舌侧牙颈部最下点间宽度与乳尖牙间牙弓宽度相同。

■图2-42

用于恒牙列排列状态预测的测量部位和测量方法

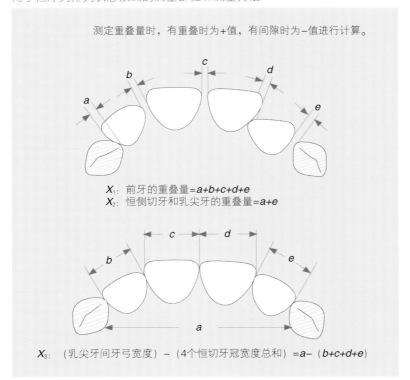

根据辨别分析得到的预测精度在上颌为75.2%，下颌为82.2%。本预测法有较高的预测精度，当4个恒切牙萌出时，见到不正的排列，应考虑排列状态是在向正常的恒牙列移行呢，还是不正牙列开始形成呢，是能够预测以上情况非常有用的方法。

本预测法对于没有乳牙及恒牙早失的病例，也可应用。即使对磨牙区存在早失的病例，用此法预测恒牙列完成期前牙区的排列状态也是有效的，因为预测时抽出的项目全部限于前牙区，与磨牙区完全没有关系。

3）未出龈恒牙侧方牙群的牙冠近远中宽度总和的预测

本预测法被称作混合牙列期分析法，适用于从上颌或下颌4个切牙萌出时开始。但是，对尚未出龈的恒牙侧方牙齿大小的预测，现在主要有2种方法。其一是利用对牙列内的牙齿、牙群间大小有意义的相关性，从部分牙齿或牙群的测量值，求得其他牙群大小的方法。另一种方法是根据X线照片，测量未出龈的牙齿近远中牙冠宽度，再据此进行预测的方法。但是，这种方法未必能测出牙齿在颌骨内近远中宽度以及恰当的位置，还有患者拒绝X线等原因，该方法存在缺点。

由于以上的理由，现在一般多用前一个方法，因此，这里记述只用模型的有关预测法。

（1）用概率表预测

Moyers[48]使用如表2-8所示的概率表，从上下颌4个切牙牙冠近远中宽度的总和，预测上下颌各种继承恒牙侧方牙群，即尖牙、第一、第二前磨牙牙冠近远中宽度的总和。

具体来说，例如：得到下颌4个切牙牙冠近远中宽度的实测值总和，随后选择下颌用表中最上段的与实测值最接近的数值，从其下方数值中选择寻求概率水准的预测值，临床上一般用75%的概率水准，采用稍稍大些的预测值。例如，下颌4个切牙牙冠近远中宽度的总和为23mm，下颌恒牙侧方牙群的牙冠近远中宽度的总和预测值，在75%的概率水准时即为22.2mm。

但是，该Moyers概率表为白种人儿童所得数值，当黄种人儿童应用时会有些问题。

■表2-8

Moyers未出龈恒牙侧方牙齿牙冠近远中宽度总和预测概率表

从 $\overline{21|12}$ 宽度之和预测 $\overline{345}$ 宽度之和的概率表												
从 $\overline{21|12}$ 宽度之和=	1.95	20.0	20.5	21.0	21.5	22.0	22.5	23.0	23.5	24.0	24.5	25.0
95%	21.6	21.8	22.1	22.4	22.7	22.9	23.2	23.5	23.8	24.0	24.3	24.6
85%	21.0	21.3	21.5	21.8	22.1	22.4	22.6	22.9	23.2	23.5	23.7	24.0
75%	20.6	20.9	21.2	21.5	21.8	22.0	22.3	22.6	22.9	23.1	23.4	23.7
65%	20.4	20.6	20.9	21.2	21.5	21.8	22.0	22.3	22.6	22.8	23.1	23.4
50%	20.0	20.3	20.6	20.8	21.1	21.4	21.7	21.9	22.2	22.5	22.8	23.0
35%	19.6	19.9	20.2	20.5	20.8	21.0	21.3	21.6	21.9	22.1	22.4	22.7
25%	19.4	1.97	19.9	20.2	20.5	20.8	21.0	21.3	21.6	21.9	22.1	22.4
15%	19.0	19.3	19.6	19.9	20.2	20.4	20.7	21.0	21.3	21.5	21.8	22.1
5%	18.5	18.8	19.0	19.3	1.96	19.9	20.1	20.4	20.7	21.0	21.2	21.5

从 $\overline{21|12}$ 宽度之和预测 $\overline{345}$ 宽度之和的概率表												
从 $\overline{21|12}$ 宽度之和=	19.5	20.0	20.5	21.0	21.5	22.0	22.5	23.0	23.5	24.0	24.5	25.0
95%	21.1	21.4	21.7	22.0	22.3	22.6	22.9	23.2	23.5	23.8	24.1	24.4
85%	20.5	20.8	21.1	21.4	21.7	22.0	22.3	22.6	22.9	23.2	23.5	23.8
75%	20.1	20.4	20.7	21.0	21.3	21.6	21.9	22.2	22.5	22.8	23.1	23.4
65%	19.8	20.1	20.4	20.7	21.0	21.3	21.6	21.9	22.2	22.5	22.8	23.1
50%	19.4	19.7	20.0	20.3	20.6	20.9	21.2	21.5	21.8	22.1	22.4	22.7
35%	19.0	19.3	19.6	19.9	20.2	20.5	20.8	21.1	21.4	21.7	22.0	22.3
25%	18.7	19.0	19.3	19.6	19.9	20.2	20.5	20.8	21.1	21.4	21.7	22.0
15%	18.4	18.7	19.0	19.3	19.6	19.8	20.1	20.4	20.7	21.0	21.3	21.6
5%	17.7	18.0	18.3	18.6	18.9	19.2	19.5	19.8	20.1	20.4	20.7	21.0

（密歇根大学口腔医学院正畸科）

上表为上颌用表，下表为下颌用表。求得下颌 4 个切牙牙冠近远中宽度的总和，查询表的最上段数值，从其下方纵向数值中选择概率水准的相应预测值，临床上普遍使用 75%（下划红线）的概率水准。

（2）用回归方程式预测

小野[49] 使用如表 2-9 所示的从日本儿童得到的回归方程式，预测继承恒牙侧方牙群牙冠近远中宽度的总和。有从上颌 4 个恒切牙牙冠近远中宽度总和，来预测上颌恒牙侧方牙齿的牙冠近远中宽度总和的预测式，从下颌 4 个恒切牙宽度总和，预测下颌及上颌恒牙侧方牙齿宽度总和的预测式。

由于上颌侧切牙出现过小牙、锥形牙等形态异常的情况较多，对于这样的病例，用下颌 4 个恒切牙来预测上颌是好办法。还有，对切牙先天缺失的病例，用对侧进行计算较好。

因为笔者在临床实践中，使用由日本儿童得到的小野回归方程式作为混合牙列分析方法，因此，下面对本方法进行介绍。

用于分析的必要工具非常简单，即：模型；混合牙列分析用表；模型测量用游标卡尺；铅笔；计算器。著者使用图 2-43 所示的分析用表，分析步骤按照下面的顺序进行。

■表2-9

小野回归方程式对未出龈恒牙侧方牙齿牙冠近远中宽度总和的预测[49]

预测方法	性别	回归方程式	Y 实测值标准差的 1/2(mm)
从上颌 4 个恒切牙预测上颌恒牙侧方牙齿	男	$Y=0.389X+10.28$	+0.58
	女	$Y=0.421X+9.03$	+0.61
从下颌 4 个恒切牙预测下颌恒牙侧方牙齿	男	$Y=0.523X+9.73$	+0.50
	女	$Y=0.548X+8.52$	+0.56
从下颌 4 个恒切牙预测上颌恒牙侧方牙齿	男	$Y=0.534X+10.21$	+0.58
	女	$Y=0.573X+9.02$	+0.61

Y:恒侧方牙牙冠近远中宽度总和的预测值。

X:4 个恒切牙牙冠近远中宽度实测值的总和。

临床上为求得稍稍大些的预测值,使用时加上 Y 值标准差的 1/2 的值。

①4 个恒切牙牙冠近远中宽度的测量

上下颌各自 4 个恒切牙牙冠近远中宽度用游标卡尺测量,各测量值记录在混合牙列分析用表（图2-43）左上切牙近远中宽度实测值栏目中。

算出上下颌各自 4 个切牙牙冠近远中宽度总和,写在分析用表的上下切牙宽度实测值（X）及（X′）栏目中,左侧及右侧各自 2 个切牙有关的合计值记入,接着记入 4 个切牙的总计。

②间隙量的测量

测量上下 4 个切牙可利用的间隙量。该方法如图 2-44 的上颌所示,用游标卡尺分别测量左右侧从正中到各自侧切牙远中邻面的直线距离。下颌同样进行,接着记入分析用表的上下切牙部间隙量（a）和（a′）栏目中。首先记录左右侧各自测量值后,两者之和即切牙区现有的全部间隙量,记入左右合计栏目中。

侧方牙群部间隙量如图 2-44 所示,测量侧切牙远中邻面到第一磨牙近中邻面的直线距离。

像这样测量上下颌左右侧 4 个部位的间隙量,记入分析用表中段的上下左右侧方牙群间隙量的（b）、（c）及（b′）、（c′）栏目中。

以前,笔者对切牙区存在拥挤的病例,出于消除切牙拥挤的意图,首先算出中切牙和侧切牙近远中宽度之和,该值用圆规量出,接着如图 2-44 的下颌左侧所示,将该距离从正中向左右侧分别于牙弓或齿槽顶做记号,依据该记号到第一磨牙近中邻面的距离,测量侧方牙群部的间隙量。与 Moyers 用同样的方法。

但是近年来,著者考虑到前牙区受前牙区的排列限制,磨牙区有磨牙区的排列限制,因此认为,分别测量切牙区、侧方牙群部各自的间隙量,检测各部位恒牙排列余地的过多和不足更好。

■图2-43

未出龈恒侧方牙齿近远中宽度总和的预测和排列间隙量的过多和不足的预测

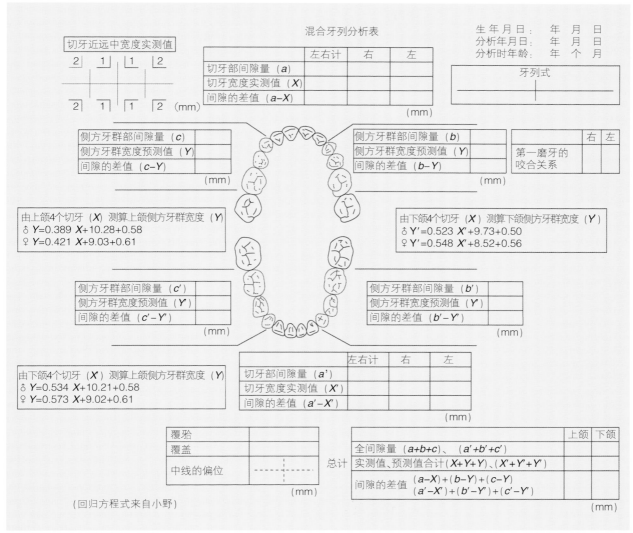

诊查时的牙齿记入，现在的牙齿用黑字，早失的牙齿用红字，正常乳牙脱落后、未出龈的恒牙用红字记入，较为便利。

另外，对于切牙部、侧方牙群部间隙量的测量法，有用金属线测量切缘、牙尖、颊尖顶部的方法，但是该方法较麻烦，也绝非正确的测量方法。笔者采用的方法是测量直线距离，因而切牙区变得稍短些，但是方法简单，对于临床上间隙稍有不足倾向的情况更好些。

■图2–44
用于分析混合牙列间隙量的测量部位和测量方法

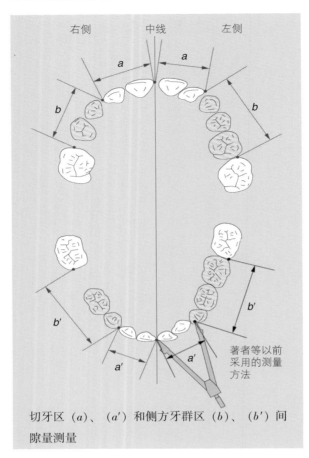

切牙区（*a*）、（*a*′）和侧方牙群区（*b*）、（*b*′）间隙量测量

③未出龈恒牙侧方牙群牙冠近远中宽度总和的预测

　　未出龈的恒牙侧方牙群，即尖牙、第一、第二前磨牙牙冠近远中宽度的总和，可从已经出龈的4个切牙牙冠近远中宽度总和（*X*）和（*X*′），用表2–9的小野回归方程式算出来。计算式在上下颌及男女性别上，各自分开，共有6个种类，分析用表上左右中央处有回归方程式列出来，便于临床计算。

　　如果计算上下颌各自的侧方牙群牙冠近远中宽度总和，分析用表的左右侧上下颌4个侧方牙群宽度的预测值各自记入（*Y*）和（*Y*′）栏目中。

　　但是，测量时上颌切牙的一部分尚未完全萌出时，或侧切牙为先天缺失、过小牙等情况时，则从下颌4个切牙近远中宽度总和（*X*′）来求得上颌继承恒侧方牙群近远中宽度的总和。该回归方程式写在分析用表的左下方。但是，需要知道上颌切牙未完全萌出时的切牙区间隙量进一步增加的可能性高。

④关于间隙量的过多和不足

间隙量的过多与不足，即继承恒牙排列必需的间隙量的过多和不足，原则上，上下颌切牙区、上下颌左右侧侧方牙群部等 6 个有关部位，必须各自分别考虑。据此，能够追究是哪个部位、由于什么样的原因出现了间隙不足，不足的间隙必须用什么方法补救，是非常重要的问题。

因此，上下颌切牙群及侧方牙群各自有关的、间隙量与牙冠近远中宽度总和的差值，即间隙量的过多和不足 $(a-X)$、$(b-Y)$、$(c-Y)$ 和 $(a'-X')$、$(b'-Y')$、$(c'-Y')$ 记入分析用表。当牙齿的值比间隙值大时，导致可利用的间隙不足，因而其差值必须用负号 $(-)$ 表示。

而且，作为参考资料，为检查全牙弓的间隙量过多或不足，分析用表的右下方加入了总计表。各牙群间隙量的总和 $(a+b+c)$ 和 $(a'+b'+c')$，各牙群牙冠近远中宽度总和 $(X+Y+Y)$ 和 $(X'+Y'+Y')$，记入各自上下颌的相应栏目中。上下颌牙弓各自间隙量的过多或不足，是从全间隙量中减去切牙部牙冠近远中宽度实测值的总和及左右侧侧方牙群牙冠近远中宽度预测值的总和所得。还可以用 $(a-X)$ + $(b-Y)$ + $(c-Y)$ 及 $(a'-X')$ + $(b'-Y')$ + $(c'-Y')$ 来求得。得到负值时，表示其相应颌中全牙正常排列所需的间隙量不足。

以上的混合牙列分析法，能够有效预测上下颌牙齿能否正常排列。但临床实际上也必须考虑在一个口腔单位中上下颌相互的关联性。因此，作为上下颌的相对关系，也有必要观察第一磨牙的咬合关系、中切牙的覆盖、覆𬌗，上下颌中线有无偏差及偏差量等有关问题。因此，笔者在分析用表的右侧中段设计了左右侧第一磨牙的咬合关系记录栏。

为表示第一磨牙咬合关系，经常使用 Angle 分类法。Angle 分类法是表示恒牙列期错𬌗畸形分类的方法，不是混合牙列期和恒牙列期正常咬合的分类法。所以，笔者将有关第一磨牙的咬合关系用 Molar type 1 型、2 型、3 型分类法来表示。该分类法在第 3 章第一磨牙咬合诱导项目中有记述，请参照。本分类因上述的理由称呼的方法不同，但有关上下颌第一磨牙咬合关系与 Angle 分类是相同的。

另外，如图 2-45 所示，很明显，由于上颌第二乳磨牙早失，上颌第一磨牙近中移动，此时判定第一磨牙咬合关系时，须在分类型之前加上"假性"两字。

■图2-45
上下颌第一磨牙咬合关系（假性Molar type 2型）

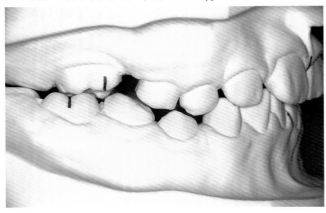

有关中切牙的覆盖、覆𬌗及中线的状态，在分析用表的下段都有记载。

⑤**本方法应用时的注意点**

混合牙列期上下颌第一磨牙尖对尖的咬合关系是正常的，但恒牙列期为形成正常的咬合关系，很多情况下，下颌第一磨牙必须近中移动，因此为形成正常咬合，下颌第一磨牙近中移动量必须从下颌可利用的间隙中减去。但是下颌第一磨牙的近中移动并不是从尖对尖咬合变为恒牙列期正常咬合关系的唯一因素。下颌第一磨牙不向近中移动，凭借下颌自身的近中移动，也有移行为正常咬合关系的情况。

另外，因为乳牙侧方牙齿早失、邻面龋坏等，而致第一磨牙发生了近中移动的有关病例，尽可能回复到正常位置之后，在模型上分析。

⑥**间隙不足的解决办法**

一般地，间隙不足的解决办法列举如下。

A. 乳尖牙、尖牙区牙弓宽度和颊侧牙槽嵴间宽度的扩大。

B. 前牙的唇侧移动。

C. 抬高咬合。

D. 磨牙的远中移动。

E. 适当拔牙。

F. 邻面调磨。

但是，笔者认为对于 E、F 的情况，尽可能不要用。对于诸如"有多少 mm 不足时，选择什么方法解决"的问题，没有单纯的解决办法。

3

第一磨牙口腔内萌
出时期的咬合诱导

○ 关于上下颌第一磨牙的咬合关系

○ 第一磨牙异位萌出及其治疗

○ 第一磨牙远中移动和锁𬌗的治疗

近年来，恒牙平均出龈顺序中，最早的是下颌中切牙，随后是下颌、上颌第一磨牙出龈，之后以上颌中切牙、下颌侧切牙、上颌侧切牙的顺序出龈。而从个体来看，下颌第一磨牙最早出龈的病例也很多。因此本书将中切牙和侧切牙萌出期作为前方牙群交换期来总结记述，以第一磨牙萌出期作为混合牙列的最早期来记述。

1　关于上下颌第一磨牙的咬合关系

1）正常殆/错殆畸形及混合牙列期/恒牙列期共用的第一磨牙咬合关系的新分类法

混合牙列期第一磨牙咬合关系的分类，很多著作[50]、文献[51]用 Angle 分类法，而 Angle 分类法[52]是恒牙列期错殆畸形分类的方法，并非混合牙列期的分类法。

Angle 分类法是以上下颌第一磨牙咬合关系为重点的分类法，I 类错殆畸形是第一磨牙咬合关系正常，其他部位出现移位、拥挤、深覆盖、开殆、前突等错殆畸形情况。另外，上下颌第一磨牙为尖对尖的咬合关系是 Angle II 类错殆畸形，而在混合牙列期则是正常咬合状态。因而 Angle 分类法不是仅仅指上下颌第一磨牙的咬合关系的分类法，所以，有必要确定适用于上下颌第一磨牙部的混合牙列期、恒牙列期以及正常咬合和错殆畸形共用的新分类法。

基于以上理由，笔者提出在正常咬合、错殆畸形以及混合牙列、恒牙列期共用的上下颌第一磨牙咬合关系的分类法，希望今后一定采用。

根据笔者指导的大西[7]的论文《从乳牙列期到恒牙列稳定期侧方牙群的前后咬合关系的变化》，我们提出了第一磨牙咬合关系的分类法。即测量上颌第一磨牙近颊尖和下颌第一磨牙近中颊面沟的前后距离——Molar 量，如图 3-1 所示，上颌第一磨牙近颊尖对下颌第一磨牙近中颊面沟的近中侧为负（-）值，远中侧为正（+）值。所以，为表现上下颌第一磨牙咬合关系，如图 3-1 所示，用 Molar 量为基准分为 3 个类型。

■图3-1

以Molar型为基准的第一磨牙咬合关系分类[7]

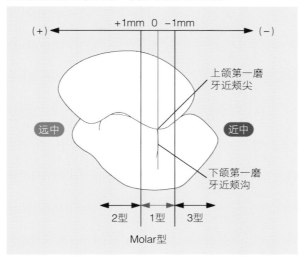

Molar 1型：Molar量在±1mm以内。

Molar 2型：Molar量在+1mm以上。

Molar 3型：Molar量在−1mm以下。

仅观察第一磨牙的咬合关系可见，Molar 1 型与 Angle I 类，Molar 2 型与 Angle II 类，Molar 3 型与 Angle III 类分类相同。但 Angle 分类法是恒牙列期错𬌗畸形的分类法，而不仅仅是第一磨牙的分类法，因此，不应作为生长发育期的混合牙列期、正常咬合的分类法使用。

2）第一磨牙咬合关系的复杂变化

Baume [53] 根据下颌灵长间隙的有无和末端平面的类型，列举了第一磨牙初期咬合正常的 3 个类型。

①近中阶梯型（如图 3-2（A）所示）

末端平面为近中型时，上下颌第一磨牙的咬合关系可直接变为恒牙列期正常咬合状态。

②垂直型、下颌灵长间隙闭锁型（如图 3-2（B）所示）

下颌有灵长间隙存在，末端平面为垂直型时，由于第一磨牙的萌出力，下颌乳磨牙近中移动，灵长间隙闭锁，末端平面变为近中型，上下颌第一磨牙的咬合关系变为恒牙列期正常咬合状态。

③垂直型、下颌无灵长间隙型（如图 3-2（C）所示）

末端平面为垂直型，且下颌灵长间隙不存在时，上下颌第一磨牙为尖对尖的咬合关系。第二乳磨牙脱落后，下颌第一磨牙近中移动，变为恒牙列期的正常咬合状态。

■图3-2

Baume所说的正常的上下颌第一磨牙咬合关系建立的3种类型[53]

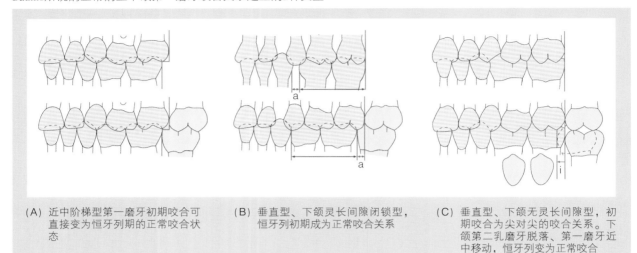

(A) 近中阶梯型第一磨牙初期咬合可直接变为恒牙列期的正常咬合状态

(B) 垂直型、下颌灵长间隙闭锁型，恒牙列初期成为正常咬合关系

(C) 垂直型、下颌无灵长间隙型，初期咬合为尖对尖的咬合关系。下颌第二乳磨牙脱落、第一磨牙近中移动，恒牙列变为正常咬合

　　但是，上下颌第一磨牙咬合关系的发育变化，并非Baume[53]指出的如此单纯，大西的学位论文[7]说明了这一点。例如，即使是下颌灵长间隙存在的病例，第一磨牙初期咬合时，只要没有下颌自身的近中移动，则Baume指出的变为恒牙列期正常咬合状态的情况几乎没有。事实上，下颌灵长间隙平均的间隙量右侧为0.70mm，左侧为0.72mm，末端平面为垂直型者，只是该间隙闭锁，要变为恒牙列期正常咬合状态的间隙量是不充足的，因为下颌第一磨牙从尖对尖的咬合状态近中移动变为正常咬合，需要1.5~2.0mm的间隙量。而且，如下颌、上颌都狭窄时，考虑到闭锁间隙存在的情况，也几乎不可能达到正常。另外，对于近中阶梯型，下颌不近中移动而直接变为恒牙列期的正常咬合状态，这种情况几乎不可想象。

　　在笔者指导下，大西[7]观察了60例、左右侧（共120侧）、上下颌第一磨牙从咬合初期到20岁咬合完成时Molar型的变化，所得结果如表3-1所示。即Molar型的变化过程可分为7类。其中，C类是由Molar 2型向1型变化的53侧（图3-3），在总数120侧中发生频率最高，达53侧（44.2%）；其次为Molar 1型向3型变化的F类（图3-4）为18侧（15.0%）；始终为Molar 1型的A类（图3-5）和始终为2型的E类（图3-6）各占16侧（13.3%）；从Molar 1型变为2型，最终又成为1型的B类（图3-7）为8侧（6.7%）；由Molar 2型变为1型，最终成为3型的G类（图3-8）为7侧（5.8%）；出现频率最低的是Molar 3型变为1型的D类（图3-9），有2侧（1.7%）。

■表3-1

个体成长中上下颌第一磨牙咬合关系的演变 [7]

个体成长类型	Molar 型的变化		发生率(%)	最终 Molar 型
	初期→中期→后期			
A 类	1 型→1 型		13.3	1 型(65.9%)
B 类	1 型→2 型→1 型		6.7	
C 类	2 型→1 型		44.2	
D 类	3 型→1 型		1.7	
E 类	2 型→2 型		13.3	2 型(13.3%)
F 类	1 型→3 型		15.0	3 型(20.8%)
G 类	2 型→1 型→3 型		5.8	

■图3-3

个体成长C类Molar型的变化（2型→1型）

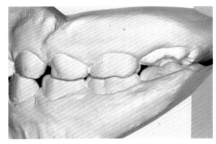 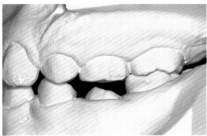 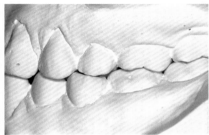

（A）Molar 2 型（7 岁 6 个月）　　　（B）Molar 1 型（11 岁 8 个月）　　　（C）Molar 1 型（20 岁 0 个月）

■图3-4

个体成长F类Molar型的变化（1型→3型）

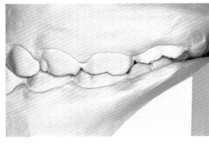 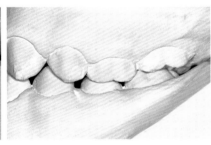 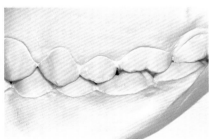

（A）Molar 1 型（7 岁 6 个月）　　　（B）Molar 1 型（12 岁 10 个月）　　　（C）Molar 3 型（20 岁 0 个月）

■图3-5

个体成长A类Molar型的变化（1型→1型）

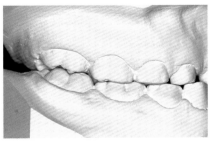 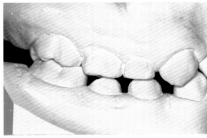 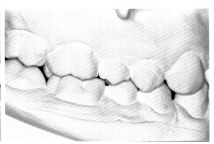

（A）Molar 1 型（7 岁 2 个月）　　　（B）Molar 1 型（11 岁 4 个月）　　　（C）Molar 1 型（19 岁 0 个月）

上下颌第一磨牙咬合关系最终成为恒牙列期正常的，即 Molar 1 型的占 65.9%，变为不正常的 Molar 2 型，即 Angle II 类错殆畸形的占 13.3%，Molar 3 型，即 Angle III 类错殆畸形的占 20.8%。

进一步详细观察个体的成长，上下颌第一磨牙咬合关系早期即处于稳定状态，并能够就此保持下来的 1 例也没有。变化程度各异，各病例上下颌 Leeway 间隙的差，侧方牙群乳牙和继承恒牙牙冠近远中宽度的差，恒牙列期正常咬合和假定正常咬合时上下颌第一磨牙近中点间的距离，侧方牙群部上下颌乳牙脱落顺序、脱落间隔、上下颌恒牙出龈顺序、出龈间隔、乳牙脱落开始到恒牙达到咬合面的时间间

■图3-6

个体成长E类Molar型的变化（2型→2型）

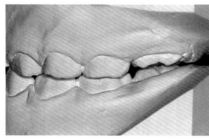
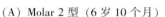
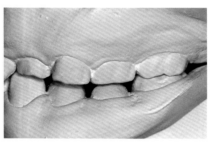
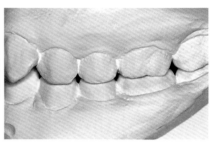

（A）Molar 2 型（6 岁 10 个月） （B）Molar 2 型（11 岁 4 个月） （C）Molar 2 型（18 岁 0 个月）

■图3-7

个体成长B类Molar型的变化（1型→2型→1型）

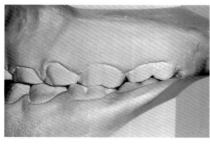
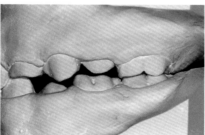
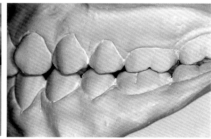

（A）Molar 1 型（7 岁 4 个月） （B）Molar 2 型（11 岁 6 个月） （C）Molar 1 型（20 岁 0 个月）

■图3-8

个体成长G类Molar型的变化（2型→1型→3型）

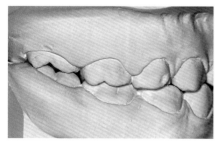
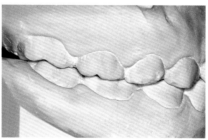
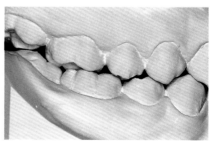

（A）Molar 2 型（7 岁 2 个月） （B）Molar 1 型（9 岁 6 个月） （C）Molar 3 型（20 岁 0 个月）

■图3-9

个体成长D类Molar型的变化（3型→1型）

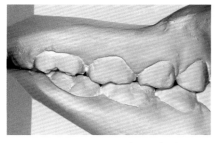 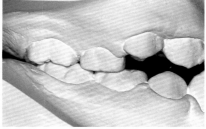 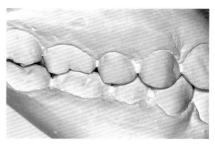

（A）Molar 3 型（6 岁 10 个月）　　　（B）Molar 1 型（10 岁 10 个月）　　　（C）Molar 1 型（19 岁 0 个月）

隔、灵长间隙量及牙间间隙量、上颌相对下颌向前方移动等等很多复杂相关的原因，影响着上下颌第一磨牙咬合关系的形成。

仅看 Molar 型的变化，有像 A 类（1 型→1 型）、E 类（2 型→2 型）这样为同一型的演变，但是 Molar 量却在不停变化中。在此，以个体成长的 A 类为例，观察其 Molar 量的改变，如图 3-10 所示，Molar 量从 7 岁到 19 岁，在1mm 宽度中不断变化，而不稳定。因为始终在±1mm 的 Molar 量范围内推移，一直是 1 型。

一直有"即使混合牙列期，上颌第一磨牙近颊尖和下颌第一磨牙近颊沟的位置一致时，上下颌第一磨牙咬合关系在前后方向稳定"的说法，但是在生长发育期，这样的情况绝对没有。另外，经常有关于成人"下颌侧方运动中，下颌近颊沟的方向和上颌近颊尖的位置关系有重要作用"的说法，而考虑到生长期上下颌第一磨牙咬合关系的不稳定，笔者认为它们之间并没有大的关联性。

■图3-10

个体成长A类（1型→1型）病例的Molar量的变化 [7]

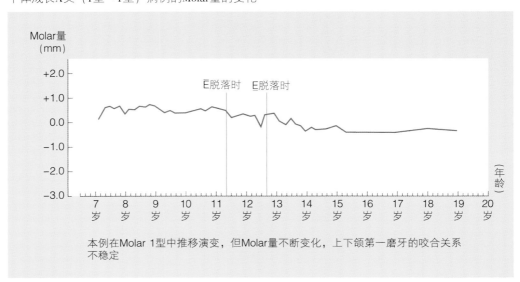

3) 上下颌第一磨牙咬合关系稳定时期在年龄19岁、牙龄为第二乳磨牙脱落7年后

根据大西[7]的研究，上下颌第一磨牙咬合关系的稳定时间是在年龄19岁、以第二乳磨牙脱落时间为基准的牙龄是在第二乳磨牙脱落7年后，即第二磨牙出龈后6~7年时间内，咬合处于不稳定状态。

图3-11是在以年龄和第二乳磨牙脱落时间为基准的牙龄基础上，观察60例120侧Molar量的变化。从年龄11岁左右、牙龄为第二乳磨牙脱落开始，Molar量明显减少，其后是长时间的缓慢变化。因此，咬合诱导或矫正后，至少有必要观察到20岁为止。

Arya等[51]报道末端平面是远中阶梯型的病例，恒牙列咬合全部成为Angle II类咬合关系。而大西的观察则表明，在乳牙列后期末端平面为远中阶梯型的8例中，5例在咬合稳定期时成为Molar 2型，即Angle II类关系，其余3例为Molar 1型、正常咬合关系。这种与Arya等得到不同结果，是因为Arya等没有做14~15岁之后的观察，大西则对上下颌第一磨牙的咬合关系观察到了20岁稳定期。事实上，在变为Molar 1型的病例中，也有在14~15岁之后出现的情况。

■图3-11
年龄和以第二乳磨牙脱落为基准的牙龄基础上观察Molar量的变化

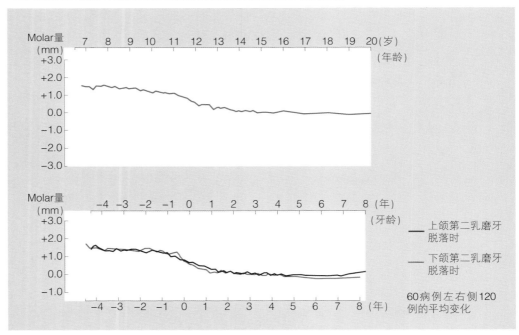

2 第一磨牙异位萌出及其治疗

1）异位萌出

　　异位萌出是指恒牙萌出时伴发其替换乳牙之外的邻近乳牙牙根的异常吸收，并引起该乳牙松动、脱落，还包括已萌出的恒牙牙根吸收，而邻近恒牙萌出及萌出路径异常。异位萌出的原因通常是牙齿位置异常、萌出方向异常、乳牙外伤、乳牙根尖病变、颌骨生长不足、牙齿大小与颌骨大小不调等，以第一磨牙、中切牙、侧切牙部位较多出现。

2）第一磨牙异位萌出

　　第一磨牙通常由第二乳磨牙远中面诱导萌出，但有时第一磨牙显著近中倾斜或近中位萌出，使其近中第二乳磨牙牙根吸收、第一磨牙潜入第二乳磨牙远中部，长时间停滞在此，进一步造成第二乳磨牙牙根显著吸收、松动、早期脱落或不得已而拔除的情况（图 3-12（A）(B)）。此现象称为第一磨牙异位萌出，上颌比下颌多发，而唇裂、腭裂患儿的上颌异位萌出发生频率较正常儿童高。

■图3-12

上颌第一磨牙异位萌出（提供：关口浩）

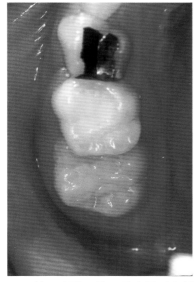

（A）第一磨牙于第二乳磨牙远中部
萌出受阻

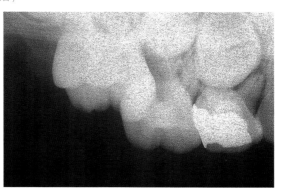

（B）A 图 X 线片。第二乳磨牙远中颊根部吸收，第一磨牙潜入其下方

第一磨牙异位萌出的原因尚未完全明确，但有第一磨牙牙胚位置异常、萌出方向异常、萌出间隙不足、早萌、钙化延迟及第二前磨牙先天缺失等原因。

3）第一磨牙异位萌出的治疗

对于第一磨牙异位萌出的治疗，如第二乳磨牙牙根吸收不明显，尚可保留时，可使用结扎丝在牙齿间进行分离，促使第一磨牙从正常位置萌出，称为结扎法；第二乳磨牙佩戴带环、金属冠等各种类型的装置，其上焊接弹性装置，或使用单独的安全别针型弹力丝等方法。

对于牙根吸收显著的病例，不得已而拔除第二乳磨牙之后，对第一磨牙近中移动的病例，使用后述的间隙回复装置，使第一磨牙远中移动。

（1）结扎法治疗

图 3-13（A）为下颌右侧第一磨牙异位萌出，图 3-13（B）是在第二乳磨牙和第一磨牙之间用结扎丝线穿过，且通过咬合面方向，结扎丝两端在颊侧结扎，留下数 mm 后切断，避免颊黏膜损伤，末端推向根端方向的间隙。图 3-13（C）显示 1 个月后，第一磨牙在正常位置萌出。此外，如判断出效果没有改善时，可进一步扎紧结扎丝。

■图3-13
下颌右侧第一磨牙异位萌出，使用结扎法治疗（提供：关口浩）

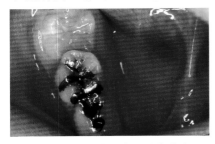 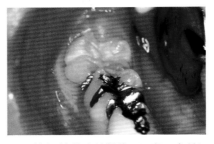 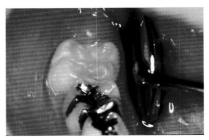

（A）右侧下颌第一磨牙异位萌出　　（B）施加结扎法的部位（7岁6个月）　　（C）正常位置萌出（7岁7个月）

（2）用弹力丝治疗法

对异位萌出的第一磨牙进行远中移动时，可用弹力丝的方法进行治疗。在第二乳磨牙佩戴带环、金属冠等焊接有各种弹力钢丝的装置。但是，如使用牙根已开始吸收的第二乳磨牙作为固位装置，则多难以办到。因此，对于吸收多的第二乳磨牙或邻近第一乳磨牙早失的病例，使用舌弓、腭弓装置，在带环、金属冠上焊接有弹性，如钢丝等的装置进行治疗是好办法。

　　图 3-14（A）是上颌右侧第一磨牙异位萌出，而左侧第一磨牙于正常位置萌出的病例。图 3-14（B）是异位萌出部的扩大像，第一磨牙近中部陷入第二乳磨牙远中部位。图 3-14（C）是其 X 线片，第二乳磨牙牙根显著吸收，不宜加力，因此使用焊接有弹力钢丝的腭弓装置。图 3-14（D）是装置佩戴后的口腔内照片。图 3-14（E）是钢丝部位的扩大像，由于钢丝的一端不能置入第一磨牙近中面，因此置于咬合面的中央窝，用封闭剂固定。图 3-14（F）是治疗前的石膏模型，第一磨牙近中部侵入第二乳磨牙远中部。图 3-14（G）是治疗后 1 个月的模型，第一磨牙远中移动，咬合面返回正常位置。图 3-14（H）是返回正常位置时的口腔内照片。像这样，对于第二乳磨牙牙根吸收很多的病例，不应单独以此牙作固位，应考虑选其他牙作为支抗牙。

■图3-14
对于上颌右侧第一磨牙异位萌出，使用弹力钢丝装置进行治疗

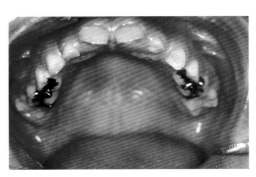 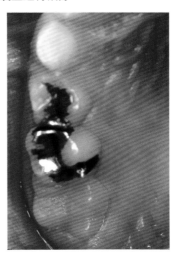

（A）上颌右侧第一磨牙异位萌出，左侧第一磨牙于正常位置萌出

（B）第一磨牙近中咬合面部陷入第二乳磨牙远中牙颈部

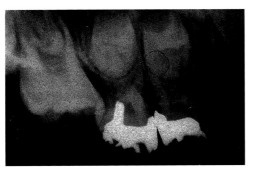 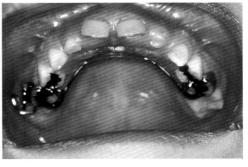

（C）X 线片显示：第二乳磨牙远中颊根部吸收明显

（D）因右侧第二乳磨牙牙根吸收明显，使用腭弓装置，带环上焊接钢丝

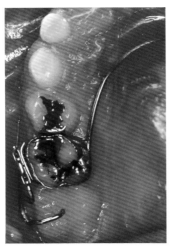

（E）异位萌出的扩大像。钢丝
　　一端不能置入第一磨牙近
　　中面，置于咬合面中央窝

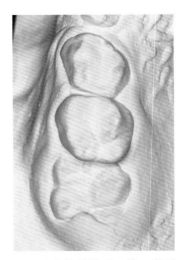

（F）治疗前的模型。第一磨牙
　　近中部陷入第二乳磨牙远
　　中部（7岁7个月）

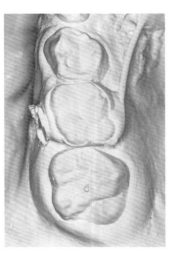

（G）治疗1个月后的模型。第
　　一磨牙远中移动，咬合面
　　回到正常位置（7岁8个月）

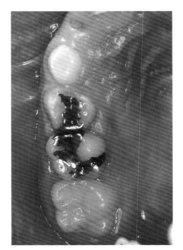

（H）治疗后，第一磨牙在正常
　　位置萌出（8岁1个月）

　　图3-15是使用安全别针型钢丝，对上颌左侧第一磨牙异位萌出的治疗成功的
病例，牙齿从正常位置萌出。该方法是钢丝一端从第一磨牙和第二乳磨牙之间插
入，另一端置于两牙齿接触点边缘线之间，利用钢丝在牙间接近的力将牙齿分离，
诱导第一磨牙到正常位置的方法。

■图3-15

用安全别针型钢丝对第一磨牙异位萌出治疗的成功病例（提供：田中丸治宣）

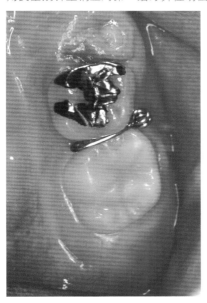

（3）各种钢丝的弯曲方法

对第一磨牙异位萌出使用的装置中，各种钢丝的弯曲方法，如图 3-16 所示，图 3-16（A）是安全别针型钢丝，利用上下钢丝接近的力使第一磨牙回复正常位置。图 3-16（B）是两端焊接，并有支台装置，使用 0.6~0.7mm 的钢丝。但对于第一磨牙陷入第二乳磨牙远中的情况，使用图 3-16（B）的钢丝，很难从两牙之间插入。对这种病例，使用图 3-16（C）所示的游离端钢丝装置有效。对于钢丝不能从邻面插入的病例，使用图 3-16（D）钢丝一端置入中央窝的装置，则较便利。另外，图 3-16（C）（D）使用稍粗些的 0.8~0.9mm 的钢丝较好。

■图3-16

各种钢丝的弯曲方法

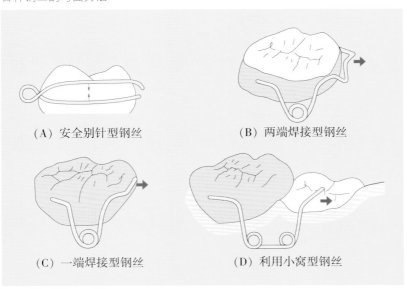

（A）安全别针型钢丝　　　　（B）两端焊接型钢丝

（C）一端焊接型钢丝　　　　（D）利用小窝型钢丝

3 第一磨牙远中移动和锁𬌗的治疗

1) 恢复间隙治疗和获得间隙治疗

第一磨牙在混合牙列初期 6 岁左右萌出于口内，在决定恒牙列期上下颌咬合关系中具有重要作用。因此，上下颌第一磨牙的咬合关系被称作"咬合关键"。

乳牙侧方牙群的继承恒牙居于前方恒切牙、后方第一磨牙之间萌出，第一磨牙的异常近中移位是恒牙侧方牙群部拥挤的原因。因此，第一磨牙从正常位置萌出，对确保恒牙侧方牙群的萌出间隙极其重要。

如前所述，健全的乳牙侧方牙群的存在能够预防恒牙侧方牙群的拥挤。所以，乳牙侧方牙群的早失、邻接面龋坏等，导致第一磨牙近中移动，是间隙狭窄、消失的根本原因，必须回复其原本的状态。这种再次挽回失去的间隙的治疗称为间隙恢复[54]。与此相对，进一步扩大间隙的治疗称为间隙获得。

对于下颌第一磨牙近中移动的病例，如下颌有充足的 Leeway 间隙，而第一磨牙近中移动消耗很多，可能达到大约 3mm 的量，这种情况即使不能全部回复，也会屡有好转的效果。对于上颌，根据我们的调查，即使 Leeway 间隙不足的病例，也有成为正常牙列的情况。这些病例是灵长间隙存在，或在恒牙列期，恒尖牙远中面的位置比之前乳尖牙远中面的位置偏向近中等的原因[55]，因此，恒牙侧方牙群排列正常的情况多。当然，恢复后的间隙要保持到侧方继承恒牙全部萌出为止，这是前提。

2) 第一磨牙远中移动的难易

第一磨牙及其他牙齿移动时，要用到支抗。上下颌第一磨牙与其他牙齿比较，更不容易移动，但是，因为第一磨牙在口腔内萌出时，第二磨牙牙胚仅仅发育到牙冠逐渐完成的程度，因此第一磨牙远中移动还是比较容易。第一磨牙萌出后时间越久，第二磨牙牙根越接近完成，远中移动就变得越困难。

上颌第一磨牙较下颌第一磨牙远中移动更容易些。如果治疗时间早，即使第一磨牙因第二乳磨牙早失所致的、移动到几乎与第一乳磨牙近乎邻接的位置，也可以恢复到原来的状态。

3）第一磨牙远中移动的各种治疗病例

用于第一磨牙远中移动的间隙恢复装置，因应用部位、间隙缩短状态等而异，有多种类型。有用钢丝的，有用橡皮链的，有用螺旋弹簧的，有用扩大器的，有用颌间固定、颌外固定装置的等等很多。但是笔者认为构造简单、价格便宜且能够持续维持矫治力的装置是适当的。另外，为移动坚固的第一磨牙，最好利用多个牙齿或牙槽骨、腭部组织作为支抗。

（1）上颌第一磨牙远中移动间隙恢复治疗病例

图 3-17（A）显示因上颌左侧第二乳磨牙早失，第二前磨牙出龈间隙不足，右侧上下颌第一磨牙咬合关系正常。所以，我们对右侧第二乳磨牙和第一磨牙应用 Adams 卡环，进而利用腭部及残存牙齿的腭侧面、牙间乳头部，作为支抗然后用钢丝对第一磨牙进行远中移动。

图 3-17（B）是装置佩戴后约 1 个月，钢丝部位间隙还没有充分回复。图 3-17（C）是装置佩戴 45d 后口腔内的照片，第二乳磨牙部间隙明显回复。如图 3-17

■图3-17
对上颌左侧第一磨牙近中移动的治疗

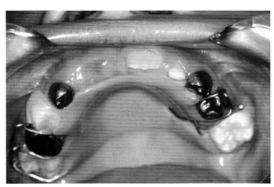
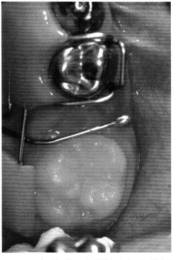

（A）对上颌左侧第二乳磨牙早失病例间隙回复装置　（B）1 个月后，间隙还未充分回
　　刚刚佩戴后（6 岁 8 个月）　　　　　　　　　　　复（6 岁 9 个月）

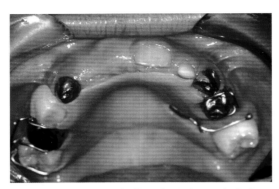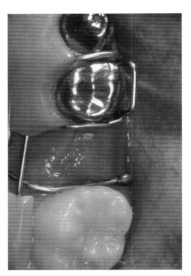

（C）45d 后。上颌左侧第一磨牙明显远中移动（6
　　岁 10 个月）

（D）45d 后。上颌第二前磨牙获
　　得萌出间隙（6 岁 10 个月）

（D）是同一部位从咬合面方向观察的扩大像。和图 3-17（B）中 1 个月的情况相比
较，15d 时间里间隙急速恢复。6 岁 8 个月早期佩戴装置，上颌第一磨牙可在较短
时间内远中移动恢复间隙。

　　作为第二乳磨牙的间隙恢复装置，用于第一磨牙远中移动时，使用 0.8~1.0mm
的 1 根钢丝，曲的制作如图 3-18 所示，便宜且有效。

■图3-18
用于第一磨牙远中移动的弹性曲的做法（上下颌通用）

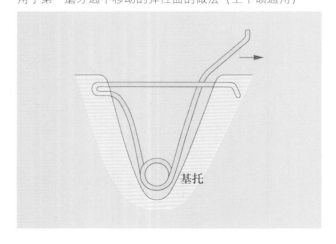

基托

（2）下颌第一磨牙远中移动间隙恢复治疗病例

图 3-19（A）是 7 岁 4 个月女患儿的口腔内照片。因下颌右侧第一磨牙近中移动，第二前磨牙萌出间隙不足。所以如图 3-19（B）所示，左侧第一磨牙使用 Adams 卡环，同时利用前牙舌面、前牙部及磨牙部的舌侧牙槽黏膜面作为支抗，制作间隙恢复装置。图 3-19（C）为本装置在口腔内佩戴情况。

佩戴后约 1 年，没有出现期待的效果，换为如图 3-19（D）所示的橡皮链装置，称为 Sing shot space regainer。图 3-19（E）是此装置口腔内佩戴情况。图 3-19（F）显示橡皮链应用部位的屈曲状态。图 3-19（G）是橡皮链在屈曲部位的应用。图 3-19（H）是装置装戴后 2 个月，第一磨牙远中移动。图 3-19（I）是装戴后 3 个月，第一磨牙进一步远中移动，装置之间间隙形成。像这样，下颌第一磨牙的远中移动，不像上颌那样容易。

■图3-19

对下颌右侧第一磨牙近中移动的治疗

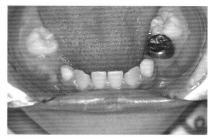
（A）6|近中移动病例（7 岁 4 个月）

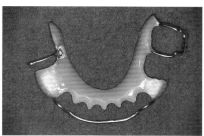
（B）应用弹性钢丝间隙恢复装置

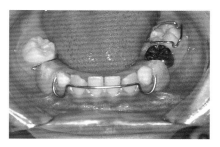
（C）佩戴（7 岁 4 个月）

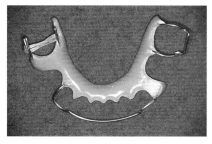
（D）Sing shot space regainer

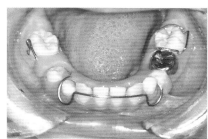
（E）佩戴 Sing shot space regainer（8 岁 3 个月）

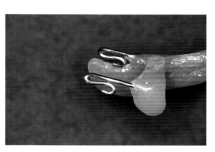
（F）橡皮链的应用部位及钢丝屈曲状态

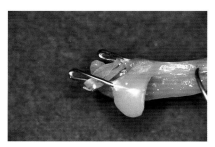
（G）使用橡皮链的状态

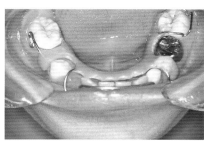
（H）装置佩戴后 2 个月，6|远中移动（8 岁 5 个月）

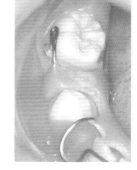
（I）佩戴后 3 个月，6|远中移动，装置之间明显出现间隙（8 岁 6 个月）

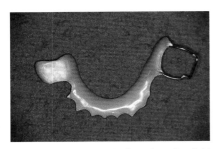
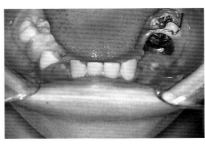
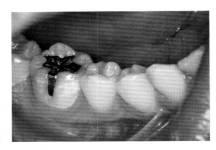

（J）为确保间隙，制作基托型间隙保　（K）口腔内装着基托型间隙保持（8　（L）5│在间隙回复部位正常萌出（10
　　持器　　　　　　　　　　　　　　　　　岁8个月）　　　　　　　　　　　　　　岁11个月）

在本病例中，没有恢复到下颌第二乳磨牙牙冠近远中径的间隙那么多，考虑到 Leeway 间隙和已获得的第二前磨牙萌出余地的问题，间隙恢复装置又变为图3-19（J）所示的基托型间隙保持器，佩戴（图3-19（K））之后，间隙保持，2年3个月后的10岁11个月时，下颌第二前磨牙于正常位置萌出（图3-19（L））。

（3）第一前磨牙远中倾斜或远中移位和第一磨牙近中倾斜或近中移位病例的间隙恢复治疗

图3-20（A）为下颌右侧第一磨牙近中倾斜和近中移位，第一前磨牙远中倾斜和远中移位，尖牙近远中均有间隙存在。所以，如图3-20（B）所示，第一磨牙准备带环，制作螺旋弹簧的间隙恢复装置，口腔内佩戴（图3-20（C））。佩戴时年龄为9岁4个月，因此时第二磨牙牙胚已发育完成，间隙恢复困难。因此，渐次换用长的螺旋弹簧。

图3-20（D）是装置佩戴8个月时的口内照片，第二前磨牙咬合面萌出，而间隙还是稍有不足。第一前磨牙和尖牙间的间隙闭锁，但装置接触并深入到第一前磨牙远中邻面牙颈部，第二前磨牙萌出受阻。所以图3-20（E）显示将第一前磨牙佩戴带环，这样，装置就不会深入到牙颈部。图3-20（F）是第一前磨牙粘结带环后1个月时的X线片，第二前磨牙萌出间隙得到恢复。但是，本装置不能用于仅仅第一磨牙的近中移动的病例。

■图3-20

对下颌右侧第一前磨牙远中倾斜和远中移动、第一磨牙近中倾斜和近中移动的间隙恢复治疗

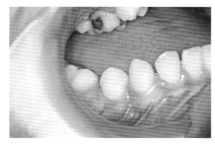
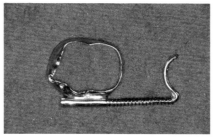
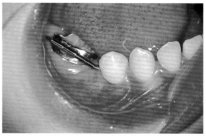

(A)因 6| 近中移位和近中倾斜 |5 的萌出　(B)本例为佩戴带环和螺旋弹簧的间隙　(C)装置在口腔内刚刚粘结后（9 岁 4
　　间隙不足，4| 远中倾斜和远中移位、　　　恢复装置　　　　　　　　　　　　　　个月）
　　尖牙近远中存在间隙

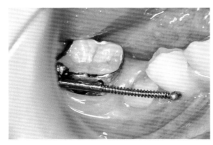
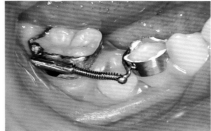
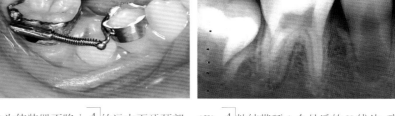

(D)佩戴后 8 个月，|5 咬合面萌出，但间　(E)为使装置不陷入 |4 的远中面牙颈部、　(F)4| 粘结带环 1 个月后的 X 线片，确
　　隙还稍有不足（10 岁 0 个月）　　　　　4| 粘结带环　　　　　　　　　　　　　　保了萌出间隙，5| 正常萌出（10 岁
　　　2 个月）

　　　　下颌第一磨牙远中移动的间隙恢复绝不是容易的事。下颌第一磨牙萌出后，时间越长越困难，因此间隙恢复装置在第一磨牙萌出后应尽可能早佩戴。笔者认为直到恒牙列期为止，而不做任何治疗和临床观察，就拔去第一前磨牙，近中移动第一磨牙的治疗应该绝对避免。

4）以非拔牙治疗为目的的第一磨牙远中移动

　　　　近来，非拔牙治疗再次盛行，与以前的方法不同，变为通过上下颌第一磨牙远中移动来获得间隙。但是为远中移动第一磨牙，支抗有利用种植体的，有用超强钢丝等的方法。这种远中移动得到的间隙，有时被用来解除前牙的间隙不足。而实际上，前牙区有前牙的排列间隙，磨牙区有磨牙的排列间隙，这个治疗方法是非常不合适的，再加之这个方法会导致第二磨牙间隙不足，复发的危险性极高，笔者认为不应该在这个方面使用。

5）第一磨牙锁𬌗的治疗

第一磨牙部的锁𬌗比起第二磨牙，发生率极低。锁𬌗，如图3-21所示，上下颌第一磨牙颊舌尖的外斜面接触，每个牙齿向颊或舌向移位，显示为锁状咬合状态，称为锁𬌗（上后牙舌尖咬在下后牙颊尖的颊侧）。

针对锁𬌗有一些治疗方法，这里介绍常见的使用交叉橡皮圈的方法。

锁𬌗的治疗限于上下颌牙齿不接触时，此状态一旦开始，则很容易变为正常咬合，对全口咬合的影响也小。一旦有了咬合接触，下颌向侧方移动，中线则也有移动。

■图3-21

磨牙咬合关系的推移

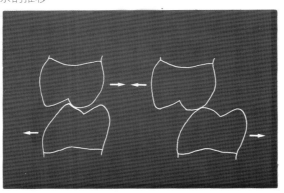

A：牙尖内斜面间的接触，正常咬合 B：牙尖外斜面间的接触，锁𬌗

图3-22（A）为右侧上下颌第一磨牙锁𬌗病例。下颌第一、第二乳磨牙早失，第一、第二前磨牙尚未出龈，所以佩戴活动义齿型间隙保持器。图3-22（B）是上下颌第一磨牙粘结带环，在上颌第一磨牙颊面、下颌第一磨牙舌面带环上焊接舌侧钮，为看得更清楚，下颌的活动义齿型保持器没有佩戴。图3-22（C）为两者间舌侧钮橡皮圈牵引。另外，要绝对避免舌侧钮直接粘结在牙面上使用。如果舌侧钮剥脱，会由于橡皮圈的弹性而弹出，必须考虑到有进入气道的危险性。图3-22（D）是橡皮圈牵引时的咬合状态，治疗过程中，由于这种状态频繁出现，橡皮圈被切断的情况会屡次发生。因此，必须对患者本人进行指导。患儿经过几次练习，就会容易地注意到。图3-22（E）是治疗1个月时，上下颌第一磨牙颊舌尖内斜面开始了稍稍的接触，一变成这样的咬合对向关系，就考虑在向自行正常的咬合关系移行，但还要继续治疗，以实现预期的、确定的早期正常咬合状态。图3-22（F）是治疗4个月时，呈现正常的咬合关系。图3-22（G）是去除带环，已经变成了正常咬合状态。

■图3-22

第一磨牙锁𬌕的治疗

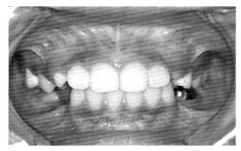

（A）$\dfrac{6}{6}$ 治疗前为锁𬌕，$\overline{5\,4}$ 装着的保持器被去掉（10 岁 10 个月）

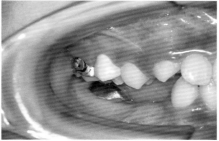

（B）舌侧钮焊接在 $\dfrac{6}{6}$ 粘结的带环上（10 岁 11 个月）

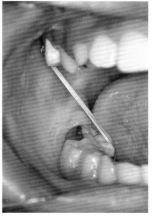

（C）两舌侧钮上牵拉着橡皮圈

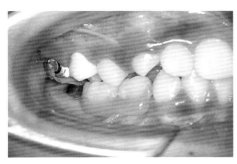

（D）橡皮圈牵引的咬合状态（10 岁 11 个月）

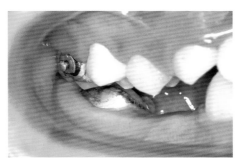

（E）治疗开始后 1 个月，牙尖内斜面稍有接触

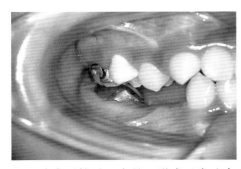

（F）治疗开始后 4 个月，形成正常咬合（11 岁 3 个月）

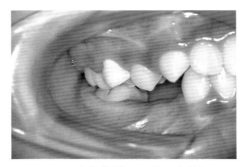

（G）去除带环（11 岁 3 个月）

4

前方牙群替换
期的咬合诱导

○ 前方牙群替换期的特征和排列时的结构调整

○ 切牙口腔内萌出期前牙拥挤的治疗

○ 前牙反殆的治疗

○ 深覆殆的治疗

○ 切牙早失的治疗

○ 关于中缝的思考

○ 迟萌牙和埋伏牙的治疗

○ 因乳牙根尖病变致恒牙胚的回避现象及其治疗

前方牙群替换期的特征和排列时的结构调整

　　牙弓上排列的牙齿，从形态上分为前牙部和磨牙部，同时切牙群和侧方牙群这样的分类方法也有，而切牙群是形态的名称。与此相对，侧方牙是以牙齿位置关系来考虑分类的。所以笔者认为，相对于侧方牙群的名称，将切牙群称为前方牙群才适当。因此推荐使用相对于侧方牙群用语的前方牙群。

　　乳切牙从 7 岁左右开始，到 9 岁左右与恒切牙替换。切牙的出龈顺序是，上下颌都是中切牙、侧切牙的顺序，一般是下颌切牙比上颌同名牙先替换，而上下颌侧切牙如果比中切牙早出龈，则很多病例会成为拥挤牙列。

　　和恒切牙相比较，乳切牙相当小，左右侧 4 个恒切牙的牙冠近远中宽度总和和乳切牙比较，上颌约大 7mm，下颌约大 5mm（图 4-1）。像这样在小的乳切牙排列的间隙中，比其大的恒切牙要正常从口腔内萌出，是要有必要的结构调整的，举例来说，如牙间隙的存在，牙槽嵴向前方及侧方的发育，恒切牙向前方的萌出，唇侧倾斜及乳尖牙间牙弓宽度的增大等等。

1）牙间隙的存在

　　乳牙前方牙群，即乳切牙部，牙间隙高发，间隙型牙列的左右侧乳尖牙近中面间的间隙量，3 岁儿童平均值在上颌为 3.07mm，下颌为 2.24mm [56]。仅这个间隙，还无法满足前述的恒切牙和乳切牙牙冠近远中宽度总和的差，大约能弥补 1/2，所以为了恒切牙排列，牙间间隙具有有效的作用。事实上，闭锁型牙列和间隙型牙列相比，拥挤发生频率高的情况是显而易见的 [28]。

■图4-1

乳切牙和恒切牙的牙冠近远中宽度的比较（男）

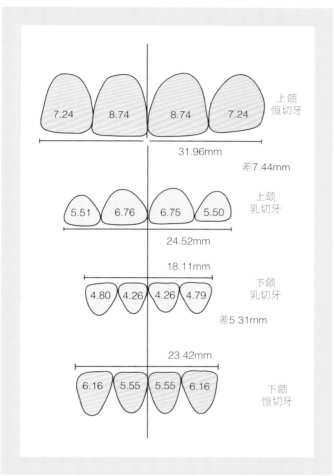

上颌恒切牙
7.24　8.74　8.74　7.24
31.96mm
差7.44mm

上颌乳切牙
5.51　6.76　6.75　5.50
24.52mm

18.11mm
下颌乳切牙
4.80　4.26　4.26　4.79
差5.31mm

23.42mm
4.80　4.26　4.26　4.79
6.16　5.55　5.55　6.16
下颌恒切牙

■图4-2

3岁时各部位的牙间间隙及发生率和平均间隙量 [56]

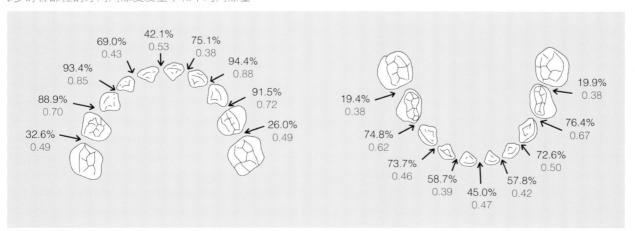

红字是平均间隙量(mm)。

2）牙槽嵴的前方发育、恒切牙的前方萌出及唇侧倾斜

如果仅是牙间间隙的存在，要在形态小的乳切牙的排列部位上，整齐地排列恒切牙，几乎不可能。但是牙间间隙的存在、切牙部的牙槽前方发育伴恒切牙前方萌出，则非常有助于正常排列。

图4-3是笔者指导的高野博子的学位论文[15]中显示的上颌左侧切牙出龈时及其前后1年的牙齿及牙槽嵴的矢状断面的重叠图。由图可知，与侧切牙出龈1年前的乳侧切牙时期比较，恒侧切牙出龈时和1年后的牙槽嵴，向唇侧发育很多，牙齿从唇侧萌出，并向唇侧倾斜。

恒中切牙如图4-4所示，与乳中切牙相比，牙轴的倾斜变为更小的锐角[57-59]，因此也有助于萌出间隙的增加。

■图4-3

上颌侧切牙出龈时及其前后1年的牙齿和牙槽嵴的矢状断面图的重叠图[15]

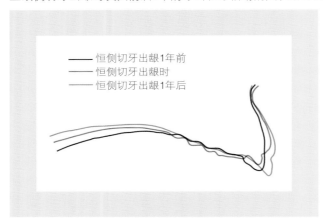

■图4-4

乳中切牙和恒中切牙牙轴倾斜的比较（恒牙的平均值，饗庭等[57]）

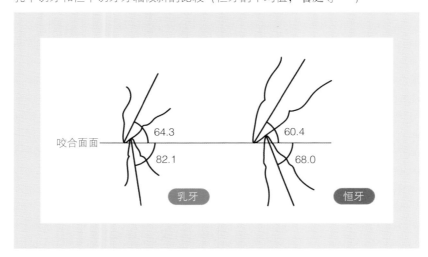

3）牙槽嵴的侧方发育及乳尖牙间牙弓宽度的增大

作为恒切牙正常排列的结构调整，有牙槽嵴的侧方发育伴乳尖牙间牙弓宽度的增大。乳尖牙部的颊侧牙槽嵴间宽度和牙弓宽度的发育，如图 1-10 和图 2-32 所示，上下颌乳尖牙间牙弓宽度到 5~6 岁为止，几乎不变化，呈稳定状态。但其后的 6~8 岁时为增大。从牙龄看，中切牙出龈 18 个月前、乃至 2 年前开始到侧切牙出龈时为止，显示急速增大，其后到乳尖牙脱落为止，缓慢增大。其间的增大量在上下颌有 3~4mm。颊侧牙槽嵴间宽度和牙弓宽度的变化类似，这个大的增大量对恒切牙的正常排列有很大的贡献。

4）关于乳尖牙远中移动及有关 Leeway 间隙的部分利用

根据 Moyers [60]，下颌乳尖牙间牙弓宽度的增大，是伴随下颌恒切牙的萌出，乳尖牙向灵长间隙远中移动的结果所致。向后方移动则牙弓变宽，乳尖牙向远中和斜后方移动，因而乳尖牙间牙弓宽度增大。但是，这个宽度的增加并非仅仅因此而已，这是不言而喻的。

而且，恒切牙排列的结构调整包括有利用一部分 Leeway 间隙。这是在牙齿的替换顺序和出龈时间的时机很好的情况下产生的。应用在治疗方面，当侧切牙的萌出间隙稍有不足时，调磨乳尖牙的近中面，据此，利用了一部分 Leeway 间隙，来防止拥挤的发生。

5）前方牙群在替换期时的扇形排列

上颌中切牙和侧切牙萌出时，如图 4-5 所示，牙轴近中倾斜，切牙呈扇形排列，发生正中部的分离，有时被认为是形成了错殆畸形。但是，这并非异常，是由于颌骨中尖牙牙根的发育，压迫切牙牙根所致。所以，恒尖牙萌出，则正中间隙就消失。这样的发育时期被 Broadbent [61] 称为"丑小鸭阶段"（ugly duckling stage）。

图 4-6（A）是 6 岁 10 个月儿童口腔内照片。上颌两侧侧切牙萌出途中，形成了中缝，图 4-6（B）是 7 岁 10 个月时两侧侧切牙大致萌出完成，中缝缩小，但左右侧中切牙和侧切牙之间还有间隙存在，图 4-6（C）是 9 岁 2 个月时，两侧尖牙萌出，中缝和全部牙间隙闭锁。

■图4-5

丑小鸭阶段（ugly duckling stage）　扇形排列期（Broadbent[61]）

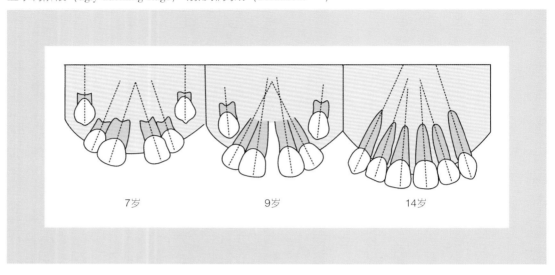

7岁　　　　　9岁　　　　　14岁

■图4-6

扇形排列的经过和变化

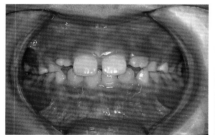

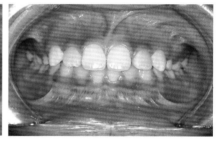

（A）2|2 萌出途中，中缝存在(女,6岁 10个月)　（B）2|2 大致萌出完成，中缝缩小，但还存在(7岁10个月)　（C）3|3 萌出，中缝关闭(9岁2个月)

2 切牙口腔内萌出期前牙拥挤的治疗

拥挤大部分发生于上下颌的前牙区，第二、第三磨牙萌出期发生拥挤的病例也有，但很少，大多数在前牙萌出完成时发生，其拥挤状态如不处理，便就此固定下来 [28]。之后，不会自愈。有时即使萌出完了，治疗后变为正常的病例，很快复发的情况也较多。为此，有使用树脂弹力丝黏结舌面进行固定保持的方法，但有舌侧异物感，也容易发生龋坏，而且，对于终生保持的病例也不能说治疗结束。

正畸治疗是移动牙齿的动态和保持的静态治疗相分开的 2 个过程，而对需要终生保持的病例，永远不能说治疗结束。前牙区的拥挤，在牙齿萌出过程中，即所在部位发育中进行治疗，对于减少复发大有益处。尽管如此，进行长时间的保持也是必要的，最后建议换用只在夜间使用的可摘式保持器。

必须知道，前牙区的显著发育期是在该部位牙齿萌出中，直至尖牙出龈完成时结束[6, 24]，所以，前牙区拥挤必须在恒尖牙出龈前进行治疗。

1）仅利用片切调磨法进行前牙区拥挤的治疗

切牙萌出过程中，因间隙不足，萌出完了时经常会发生前牙区的拥挤。这样的病例在切牙萌出完成时，拥挤不会自愈。但是，如果在萌出过程中，只对邻接乳牙邻面进行片切调磨，而不需佩戴矫治器，也经常能够解除拥挤。

因为以前使用砂片进行调磨，该方法又被称为砂片切削法。现在笔者推荐首先使用牙间分离器扩大牙间隙，再进行邻面切削。其原因是现在使用的柱状切削工具来分开牙齿，伤到健康恒牙的可能性大，因而是发生龋坏的一个重要的原因。与此相对，如果使用的工具切削面附有切削材料，而反面则没有切削材料，则可以不必担心切磨到健康恒牙。本法虽在过去提倡过 [62]，但临床上实施和观察到的病例报道极少，且其中很多例的观察期很短 [63]，适应证也难以判明。近年来，笔者对这种病例进行了长期观察，总结了利用片切调磨法解除前牙区拥挤的适应证 [64]，下面对其进行记述。

拥挤的重叠量≤切削量：即前牙区各牙齿重叠量的合计小于或等于切削量的病例。反之，重叠量超出切削量的病例，拥挤不能解除。通过本法利用片切调磨得到的间隙，在口唇和舌的推压力下诱导前牙到达正确的位置，解除拥挤。利用本法得到的间隙，可由比切牙萌出晚的左右侧尖牙间宽度的增大得到弥补，也可认为是利用了侧方牙群部 Leeway 间隙的一部分。

片切法如图 4-7 所示，对邻接面进行切削时，在牙颈部不得进行过多的切削，不得出现露髓的情况。

■图4-7

切削的部位。"○"代表正确，"×"代表错误

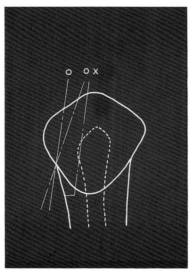

图 4-8 表示了利用片切调磨法解除切牙区拥挤的病例的治疗过程。图 4-8（A）(B) 是切削前的咬合面和正面观。图 4-8（C)(D) 是下颌两侧乳尖牙近中邻面切削后的咬合面观和正面观。图 4-8（E）是治疗后 8 个月时咬合面观，拥挤基本解除。图 4-8（F）是治疗后 3 年 3 个月时，下颌两侧尖牙、第一前磨牙萌出时拥挤已消除。图 4-8（G）是下颌两侧第二前磨牙萌出，成为恒牙列时，拥挤没有复发。图 4-8（H）表示 13 岁 10 个月时的正面观，恒牙列形成正常咬合关系。必须认识到，像这样选择恰当的发育期，而不需用任何装置，只进行片切调磨法，就会顺利变为正常牙列。

■图4-8

用片切调磨法解除切牙区拥挤的病例

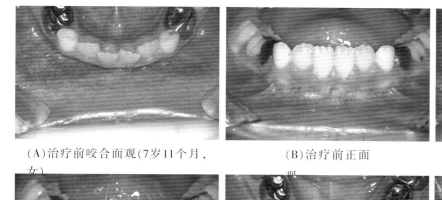
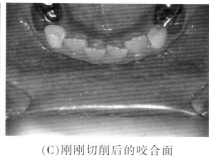
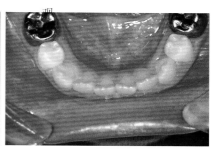
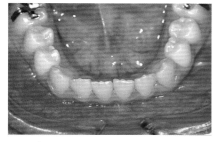
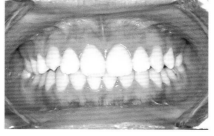

(A)治疗前咬合面观(7岁11个月，女)

(B)治疗前正面观

(C)刚刚切削后的咬合面观

(D)刚刚切削后的正面观

(E)拥挤大致解除(8岁7个月)

(F)拥挤解除，4┼4萌出(11岁2个月)

(G)5┼5萌出，拥挤没有复发(13岁10个月)

(H)形成了正常的恒牙列咬合关系(13岁10个月)

2) 利用乳尖牙间牙弓宽度增大期解除拥挤的方法

　　影响恒切牙排列状态的重要的因素之一，是如前所述的乳尖牙间牙弓宽度。乳尖牙牙弓宽度在恒切牙萌出时大幅增大，同时乳尖牙颊侧牙槽嵴间宽度也以大致相同的速度和量增大。这个量与出龈的切牙大小密切相关。

　　根据笔者指导的孙兴奎的学位论文（1994）[24]，如图 4-9（A）所示，上颌除间隙牙列外，正常牙列和拥挤牙列都是在上颌切牙中、牙冠近远中宽度最大的中切牙萌出时，乳尖牙间牙弓宽度得到很大的增加。下颌如图 4-9（B）所示，3 种牙列都是牙冠近远中宽度最大的侧切牙出龈时，乳尖牙间牙弓宽度得到最大程度的增大。

■图4-9

3种牙列排列状态和乳尖牙间牙弓宽度的增大及其关系 [24]

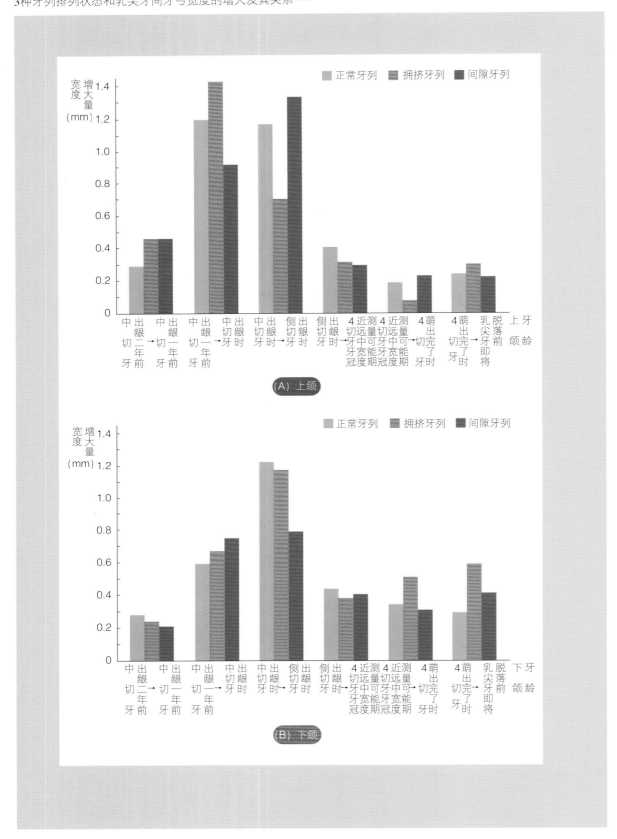

但是，对于上颌的间隙牙列，则不是在中切牙、而是侧切牙出龈时才得到最大程度的增大。这可能因为间隙牙列的中切牙一般较小，加之萌出间隙充足的原因。与此相对的上颌拥挤牙列，虽然在中切牙出龈时大幅增大，但在侧切牙出龈时增大量变小，这可能是因为侧切牙萌出间隙不足，不能从正常位置萌出的原因吧。

像这样因切牙的大小及其萌出位置，会使乳尖牙间牙弓宽度的增大量受到影响。因此，当切牙在不正确的位置萌出，到达咬合面之前，需移动到正确位置，充足的乳尖牙间牙弓宽度的增加，使得形成正常牙列具有可能性。

另外，外伤等造成切牙早失的病例，常会出现邻牙向早失部位移动，引起此部位的几近消失。像这样，切牙在萌出期间，因其萌出状态，会造成牙列、牙槽嵴的发育受到很大影响，这一点必须清楚。

图 4-9 (A)(B)清楚表明，上下颌 4 个切牙萌出后，乳尖牙即将脱落前，乳尖牙间牙弓宽度增加，在该生长发育时期，如对牙列、牙槽嵴的侧方实施扩大治疗，将有助牙列、牙槽嵴的发育，对前牙区拥挤的解除大有益处。

3）牙列、牙槽嵴的扩大治疗

很多正畸医师认为，由于腭部正中缝隙的存在，牙列、牙槽嵴能够扩大。但下颌正中缝在出生后数月闭锁，因此对扩大下颌持否定观点的很多。尽管这么说，有关下颌牙列扩大装置，Badcock（1911）[65]、Adams（1955）[66] 等很早已有介绍，绝不是新的观点，但没有临床应用的记载。近年来，荻原（1985）[67]、岛田（1995）[68] 在临床上积极进行下颌牙列、牙槽嵴侧方扩大的治疗，有了成功的报告。但荻原是乳尖牙脱落、恒尖牙替换后，而岛田是乳牙列期即开始扩大，适应证选择都尚存疑问，大家希望发表疑难病例长时间的治疗观察。演田、荻原、相山（2002）[69] 以"下颌牙弓扩大矫正器的效果相关实验研究"为题，用犬进行了研究。实验组两侧牙尖间的宽度，相比对照组的减少倾向，表现为稍有增大。且实验组颊侧牙槽嵴顶附近颊侧面有新生骨形成，舌侧牙槽嵴顶附近舌侧面观察到骨吸收，发表了实验性扩大的有效结果。但此实验结果只有牙槽嵴顶部的变化，牙槽嵴全体的变化则没有。

笔者认为，在切牙萌出中扩大牙弓，对于解除上下颌前牙区的拥挤有益处。乳尖牙间牙弓宽度和乳尖牙区颊侧牙槽嵴间宽度持续活跃增大时，正是切牙萌出期，进一步加大矫治力、扩大牙弓，会得到极有效的结果。

过去，临床上应用牙列、牙槽嵴侧方扩大时，尽可能早期测量 4 个切牙牙冠近远中宽度，用前述的牙列排列状态的预测法，当判定将来恒牙列将成为拥挤牙列时，立即实施治疗。但由于考虑到早期开始治疗的有效性，希望今后确立更早期的诊断方法。尽管侧方扩大矫治器有多种，但笔者期望牙列和牙槽嵴都扩大，推荐使用牙槽嵴也得到刺激的基托型扩大矫治器。

①上颌牙列、牙槽嵴侧方扩大

临床经常遇到因上颌切牙排列间隙不足，侧切牙舌侧移位，与下颌切牙反咬合状态的病例。对这样的病例，乳尖牙存在时，即尖牙萌出之前，进行牙弓扩大，将侧切牙移动到正常唇侧位置，是好办法。原因是此期乳尖牙间牙弓宽度还在增大，所以扩大比较容易。

图 4-10 （A）是上颌 4 个切牙已萌出，但右侧侧切牙扭转，左侧切牙舌侧移位，前牙区呈拥挤状态，侧方牙群还都是乳牙，所以，为使牙列、牙槽嵴侧方扩大，改善两侧侧切牙的不正位置，制作如图 4-10 （B）附有螺旋扩大器式的活动矫治器，并佩戴，图 4-10 （C）是矫治器佩戴时的咬合状态。图 4-10 （D）是治疗开始后 1 年 3 个月，上颌牙列的排列状态，4 个切牙排列于正常位置。侧方牙群中，除右侧第一乳磨牙已被替换，其他全部为乳牙。图 4-10 （E）是同时期的咬合状态。图 4-10 （F）是治疗开始后 3 年 3 个月，上颌变为正常的恒牙列的排列状态。图 4-10 （G）为同时期的咬合状态，中线稍有偏斜。本病例因观察时间短，应继续进一步观察，有必要观察是否复发等情况。

②下颌牙列、牙槽嵴的侧方扩大

以前对于下颌牙弓的扩大，因为复发的比例高而被有意回避，而笔者的经验认为无论哪个正畸病例都可能复发。

上颌前牙区即使正常排列，两侧侧切牙也稍稍偏舌侧位。相对地，下颌前牙区则是一条弧线整齐排列，即使稍有紊乱也会非常显著。以前，修复科进行义齿排列时，为使前牙排列更自然，特意排列得稍稍乱一些，这些都曾进行过研究。

笔者当然想过下颌前牙区拥挤治疗后的复发问题，但是，因为在切牙替换期、乳尖牙间牙弓宽度增加期进行治疗，复发的发生率减小，而且，通过适当的保持，期望在允许的范围内复发的可能性有所减小。

■图4-10

上颌牙列牙槽嵴的扩大病例（提供：黑须美佳）

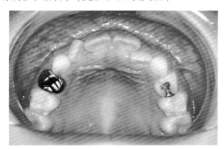

（A） 2扭转， 2舌侧移位（8岁8个月）

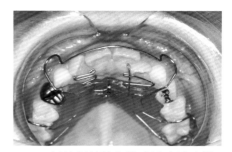

（B） 佩戴钢丝扩大器式活动矫治器（8岁8个月）

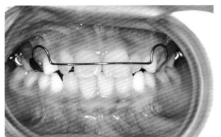

（C） 佩戴矫治器时的咬合状态

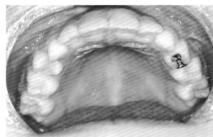

（D） 佩戴 1 年 3 个月后，上颌变为正常排列（9岁11个月）

（E） 治疗 1 年 3 个月后的咬合状态

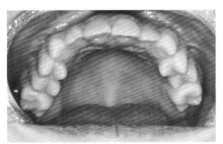

（F） 治疗完成时，成为正常的恒牙列（12岁0个月）

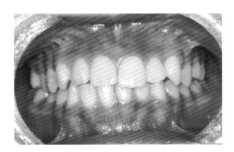

（G） 治疗完成时的咬合状态

图 4-11（A）是下颌左侧侧切牙舌侧移位，右侧侧切牙尚未萌出，但萌出间隙几乎没有。图 4-11（B）显示本病例的咬合状态，可观察到中线偏斜。图 4-11（C）是对本病例进行牙列、牙槽嵴侧方扩大治疗，佩戴螺旋扩大器式活动矫治器 10 个月后的口腔照片。因为进行了扩大，左侧侧切牙排列到了正常位置，而几乎没有萌出间隙的右侧侧切牙，获得了一定程度的萌出余地，稍稍舌侧移位萌出，在此使用了活塞式螺子针装置产生了唇侧移动。结果，4 个切牙大致达到了正常位置的排列（图 4-11（D））。治疗 1 年 1 个月后，为使侧方牙群顺利替换，佩戴了舌弓式间隙保持器（图 4-11（E））。图 4-11（F）显示了咬合状态，下颌 4 个切牙排列在正常位置，上下颌中线大致一致。图 4-11（G）是治疗 1 年 5 个月后，下颌左右侧恒尖牙萌出，排列于正常位置。

　　本病例由于观察时间短，没有达到恒牙列期，应该进一步继续观察是否会复发的问题。如前所述，笔者认为对牙列、咬合进行治疗而达到正常状态的动的治疗，并没有超过咬合诱导治疗的一半的工作，其后静态的治疗，即保持治疗的结果，更加重要。关于此点尽管也有认识，但以前一直在回避这个问题。

■图4-11

下颌牙列牙槽嵴扩大的病例（提供：望月清志）

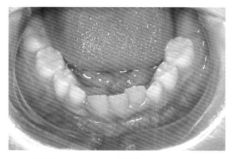 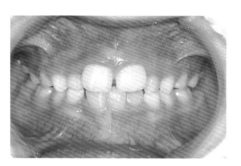

（A）⌐2 舌侧移位，2⌐未萌出，萌出间　　　　　　（B）咬合状态，中线有偏移
　　　隙几乎没有（6岁4个月）

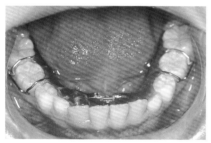 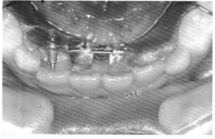 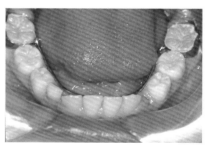

（C）佩戴螺旋扩大器式活动矫治器后　（D）使用活塞螺子针矫治器唇侧移动　（E）治疗1年1个月后，佩戴舌弓式
　　　10个月，⌐2 进入正常位置，2⌐　　　2⌐，4个切牙排列于正常位置（7　　　间隙保持器（8岁0个月）
　　　稍舌侧移位（7岁7个月）　　　　　　岁11个月）

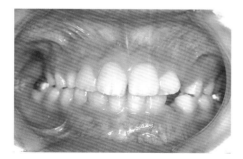 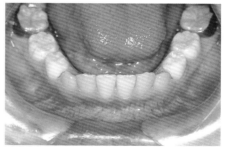

（F）咬合时上下颌中线一致（8岁0个　（G）治疗后1年5个月，左右侧尖牙萌
　　　月）　　　　　　　　　　　　　　　　出，排列于正常位置。

笔者查阅了有关下颌牙弓扩大的论文，其中最周密详细的，如关崎的研究[70]。关崎对于下颌扩大的观点，既非反对派，也非赞成派，他对 11 个病例进行了长年的观察，对于下颌扩大的适应证将在后面记述。即下颌中切牙萌出时，乳尖牙之间牙弓周长存在 2.0~3.0mm 的间隙不足的病例，根据其后通常的乳尖牙间的成长，判断出切牙不能获得其正常排列的足够间隙时，可以立刻选择进行下颌扩弓治疗。对于 3mm 以上间隙不足的病例，进行以序列拔牙法为前提的扩弓治疗。

在此，关崎提供了下颌牙弓扩大的病例 1 例，如图 4-12（A）是 7 岁 3 个月儿童的下颌照片。4 个切牙已萌出，呈拥挤状态，认定乳尖牙间牙弓周长的间隙不足，侧方牙群全部为乳牙。图 4-12（B）是同时期的咬合状态，制作了活动型快速扩弓矫治器。图 4-12（C）是佩戴扩弓矫治器的照片。图 4-12（E）是矫治器佩戴 2 年 4 个月后下颌牙列的排列状态，切牙正常排列，而乳磨牙还存在。图 4-12（F）是治疗后 6 年 3 个月，下颌牙列全部替换为恒牙，成为正常牙列。图 4-12（G）为治疗后 7 年 4 个月，下颌两侧第二磨牙萌出，排列正常。

■图4-12
下颌牙弓扩大的病例（提供：关崎和夫）

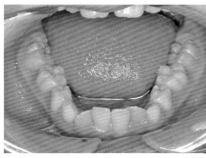
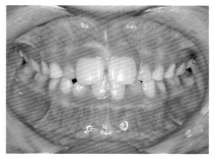

（A）下颌恒切牙区存在拥挤，左右侧　　　（B）A 的同时期咬合状态
　　　侧方牙群全部为乳牙（7 岁 3 个
　　　月）

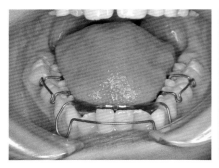
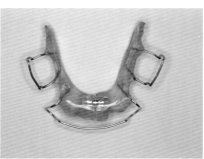
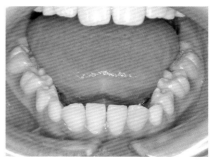

（C）佩戴活动矫治器（7 岁 3 个月）　　（D）螺旋扩大器式活动矫治器　　（E）矫治器佩戴 2 年 4 个月，下颌牙
　　　　　　　　　　　　　　　　　　　　　　　　　　　　　　　　　　　弓、切牙区正常排列，乳磨牙尚
　　　　　　　　　　　　　　　　　　　　　　　　　　　　　　　　　　　未替换（9 岁 7 个月）

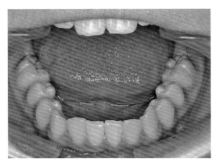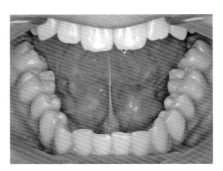

（F）治疗后 6 年 3 个月，下颌牙列全部
　　替换为恒牙，成为正常牙列（13
　　岁 6 个月）

（G）治疗后 7 年 4 个月，下颌切牙区
　　正常排列（14 岁 7 个月）

之后，关崎[71]以《下颌牙弓的检查》为题发表论文，在论文中指出因为适应证的选择方法、扩大的时期和扩大后的治疗，会导致复发的情况，所以，作为适应证来说，最好是下颌牙弓乳尖牙间的间隙不足在 2~3mm 以下时；而扩大的时期，希望是在下颌切牙替换开始，到恒尖牙出龈为止这一乳尖牙间牙弓宽度生长发育的旺盛期。而且扩大后，直到第二磨牙萌出，确立紧密咬合关系为止，对牙列的管理都很重要。加之有报道，在切牙替换期，下颌牙弓扩大，复发量小，因此，可减少拔牙治疗的病例。

4）探求牙弓扩大后的稳定

扩弓后，上颌牙弓复发情况较少，而且程度轻，而与此相对的下颌牙弓复发频率高，程度大。为限制和防止复发的发生，今后应该考虑几点，列举如下。

（1）确保有富余的上颌乳尖牙间牙弓宽度

根据孙的学位论文，笔者和关口共同做了上下颌乳尖牙间牙弓变化的相关研究[24]，得到了下面的结果，即从恒牙列期的正常牙列、间隙牙列、拥挤牙列的上下颌乳尖牙间牙弓宽度的增大倾向来看，可以判定正常牙列和间隙牙列类似，但是拥挤牙列的变化则表现不同。拥挤牙列如图 4-13（A）所示，在全部观察期间，上下颌乳尖牙间牙弓宽度表现了大致相同的增加量，笔者认为上颌乳尖牙间牙弓宽度恰好被下颌宽度的增加所诱导。而正常牙列和间隙牙列则如图 4-13（B）(C)所示，到下颌侧切牙出龈时为止，上下颌宽度变化类似。而从下颌 4 个切牙牙冠近远中宽度可以测量开始，下颌乳尖牙间牙弓宽度几乎不再增加，与此相对，上颌乳尖牙间牙弓宽度则持续增加到乳尖牙即将脱落为止，与拥挤牙列表现为不同的成长变化。

像这样相对于下颌，上颌由于有更大程度的扩大，下颌可自由进行侧方运动而

■图4-13

牙列排列状态和上下颌乳尖牙间牙弓宽度的生长变化

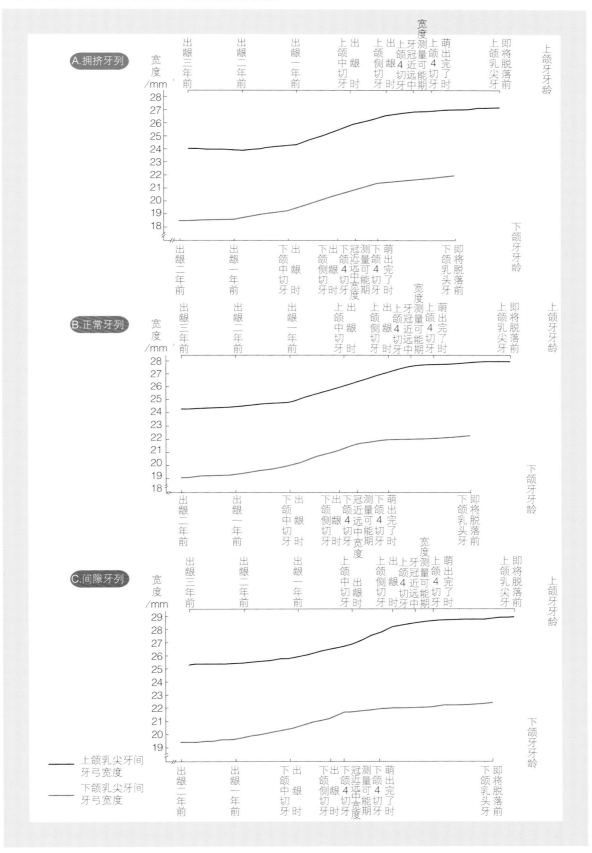

不受抑制，因此可对下颌前方牙列进行正常保持。立足这种想法，在治疗时，不限于下颌牙弓扩弓治疗，而获得充足的上颌牙弓宽度，可能对预防下前牙部拥挤的复发起作用。

（2）乳尖牙颊侧牙槽嵴间宽度和乳尖牙间牙弓宽度在发育期的扩大

笔者在 2001 年 5 月日本齿科评论杂志上发表文章 [72] 认为，前牙区拥挤的治疗，应在乳尖牙颊侧牙槽嵴间宽度和乳尖牙间牙弓宽度发育显著的时期，即恒尖牙尚未出龈时，促使颊侧牙槽嵴的更大发育，因弥补了间隙的不足，是解除拥挤的好办法。为尽力避免复发，应尽可能早地从该发育时期开始，进行治疗。

但是，本书第 2 章已经讲过，很遗憾，现在恒牙列期排列状态在 4 个恒切牙萌出之后，不能预测，虽然说侧切牙牙冠近远中最大宽度在切缘附近，即将萌出后能够测量计算。如图 4-14（A）清楚表明 4 个切牙排列间隙不足，如果侧切牙中有 1 个先萌出，其数值乘 2，就可以尽可能早期做出判定，从而采取措施了。进一步讲，如图 4-14（B）所示，考虑到该病例之后的发育，其侧切牙萌出间隙不足，对此，在中切牙萌出后尽可能早期开始实施扩弓治疗，是有效的。但由于现在还没有对此正确判定的方法，因此，除了意见一致的医师、大学一致努力收集病例，进行长时间的观察来解决外，没有其他方法。期待用这样的方法进行研究，今后取得进展。扩弓应该在乳尖牙间牙弓宽度正在增大时，从尽可能早期开始实施，而不应该在牙弓宽度持续减少的恒尖牙替换后实施。

■图4-14
将来下颌4个切牙排列间隙明显不足的病例

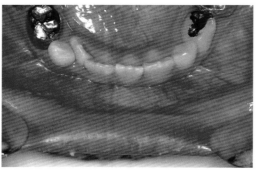
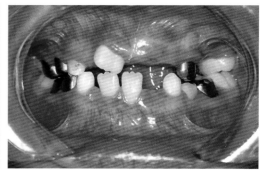

（A）2⎪1⎪1⎪2 口腔内萌出，很明显 4 个切牙排列间隙不足（女，7 岁 11 个月）

（B）III 口腔内萌出，2⎪ 的萌出间隙几乎丧失（7 岁 5 个月）

(3) 保持器和保持时间的设定依据

动的治疗后，应该佩戴怎样的间隙保持器，保持多长时间等有关问题，我想还没有什么明确的证明能下判断一样，还不能确定保持多长时间。

在笔者指导下进行的研究，有下颌第二磨牙萌出时，前牙区发生拥挤的情况[28]。还有，上下颌第一磨牙咬合关系在年龄19岁，牙龄是第二乳磨牙脱落7年后稳定下来[7]。从这个事实看，在此以前上下颌牙齿的相对咬合关系，特别是侧方牙群不稳定，经相互咬合重叠，稍稍适当移动位置，从而落在稳定的位置上，所以咬合稳定时间在20岁左右，并不妨碍生理性磨耗，希望开发允许稍稍的牙齿移动的前牙区的保持器。这是为促进前牙区和磨牙区的生理（功能）性磨耗，装置不能覆盖在切端和殆面。同时为防止下颌前牙区的复发，考虑有必要佩戴保持上颌尖牙间牙弓宽度的保持器。

(4) 机能检查法的开发

Little R. M. [1] 认为，即使把各种因子进行了组合，也不能进行未来殆关系稳定性的预测，而这些因子都是形态方面的东西，所以今后必须进行功能方面的研究，并将之应用于将来的检查方法中。现在的治疗多是形态方面的改善，而功能没有被改善，笔者认为因此会出现复发问题。所以今后治疗时，应该是形态的检查之外加上功能的检查，应用到以后的治疗中。同时临床医师也希望使用简便的、容易进行的检查方法。

检查的内容，如咀嚼肌的功能检查，唇、颊和舌压力的测量，颞颌关节的功能检查等等。检查可能会在治疗前、动的治疗进行时和终了时，以及静的治疗时间频繁进行，与那些形态的变化相对应，这些功能的对比检查非常重要。继而，选出这些被认为是功能稳定的值，达到这些值时，即有必要进行静的治疗了。功能稳定的值是怎样的——这个问题可能是今后需要研究的内容。治疗前的错殆畸形可能已经是功能稳定的状态，如果确是这样，那么即使形态上的错殆畸形得到改善，各功能上的稳定状态也是难以达到的。这么考虑时，为达到功能上的稳定状态，则必须进行静的治疗。例如，对于前牙反殆，形态上的改善刚刚完成后，咀嚼肌、颞颌关节的功能被认为还不是稳定状态，所以有必要在稳定前引进功能检查法，进行静的治疗。这样的功能检查法如早日开发，对于复发机制的阐明以及即使是少量复发的防止都大有帮助，希望这个时期早日到来。

5）拔除单个下颌切牙解除前牙拥挤法

通过下颌牙弓、牙槽嵴扩大治疗下颌前牙区拥挤的方法是有限度的。当下颌4个切牙全部萌出时，对于其中有1个切牙的萌出间隙几乎没有的病例，考虑仅用扩弓来解决是不可能的。笔者认为前牙区、磨牙区都有各自的区域界限，原则上，前牙区的萌出间隙不足应考虑在前牙区解决。对于这样的病例，推荐用拔除牙列外的单个切牙来解决。如用器械矫治方法排齐4个切牙，迟早也会复发。一般地，经常会遇到对于下颌前牙拥挤的病例，拔除左右侧第一前磨牙，再利用磨牙区的排列间隙排齐前牙的情况，经过观察，其中有很多病例出现了前牙区的复发。这其中有因为无视前牙和磨牙区各自的排列区域而造成的结果。还有，常会见到为了防止复发，在牙弓舌面黏结钢丝树脂进行保持的情况，成为终生保持，使得正畸治疗终生持续。而且这样很可能会使最不易患龋的下颌前牙发生龋坏。

正畸医师常认为治疗结束时上下颌中线的一致性非常重要。而临床上，100个病例中，会遇到2~3名是上颌中线对应下颌切牙唇面中央位置的情况。这是因为下颌切牙中有1个先天缺失，下颌切牙变成3个。但是如果医师不明确指出，患者一般不会注意到这种情况。图4-15（A）是下颌左侧侧切牙先天缺失，下颌为3个切牙，上颌中线位于下颌右侧中切牙唇面大致中央的位置。图4-15（B)(C)表示上下颌牙列，下颌3个前牙并没有出现令人担心的大的牙间间隙，而是呈现出整齐的牙弓形态。上颌没有牙齿缺失，与下颌形成了整齐调和的咬合状态。本例是16岁2个月大的女性患者，其本人对自己的下颌牙缺失全然不知。如果本例下颌侧切牙正常存在，必定会出现下前牙拥挤的牙列情况。如果治疗时，对于这样有大的间隙不足的病例，一定会复发。这样看来，选择保留自然牙列的3个切牙的治疗法不是也很好吗？另外，即使3个切牙也有出现拥挤的病例，这是由于乳尖牙牙弓和牙槽嵴的发育与萌出切牙的大小存在密切相关性的原因，单个牙的缺如而伴发牙弓和牙槽嵴的发育不足。

■图4-15
下颌左侧侧切牙先天缺失病例（16岁2个月）

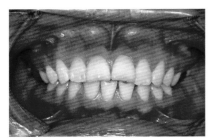 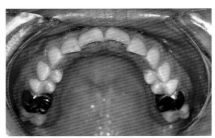 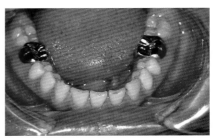

(A) 上颌中线位于 1 唇面中央　　(B) 正常的上颌牙列、牙弓　　(C) 2 先天缺失，而下颌牙列排列整齐

　　笔者在长年的齿科医师生涯中，曾经对一例前牙反殆的患者进行了数年的正畸治疗，却无明显效果。笔者希望拔除其前牙后行义齿修复来治疗，但是无论怎样劝说患者均不同意，最终拒绝了治疗。然而相比较，对于下颌前牙先天缺失单个牙所得到的间隙，想要靠义齿修复来治疗的情况却一次也没有。

　　根据笔者指导的杉山瑞穗的学位论文《上下颌中线累年的观察》[42]，上下颌中线的一致率，如表 4-1 所示，乳牙列期为 35.5%，之后的侧方牙群替换期减少到 16.1%，到了恒牙列回复到 33.8%。此研究的调查对象中，不含乳牙早失的病例，而上下颌中线的一致率仅 1/3 多一点。从这个事实看来，是不是与其说上下颌中线一致的程度不一，不如认为中线不一致实际是正常自然的情况更好呢？

■表4-1

各时期上下颌牙列中线一致的出现率 [42]

观察时期		一致的出现状况 [病例数 （%）]
乳牙列期		22 （35.5）
混合牙列期	第一磨牙、切牙萌出期	14 （22.6）
	侧方牙群替换期	10 （16.1）
恒牙列期		21 （33.8）

＊总数 62 例为 100%

　　图 4-16 （A） 是下颌左侧侧切牙舌侧移位正在萌出的照片，在牙弓内的排列间隙几乎没有，如果这个状态放置不管，一定会成为拥挤牙列。即使扩大牙弓排列到正常位置，迟早也会复发。因此征询患儿和家长同意，如图 4-16 （B） 所示，立即拔除下颌左侧侧切牙。图 4-16 （C） 是拔牙后 1d 的照片，下颌左侧中切牙和乳尖牙间有间隙存在。

图 4-16（D）是拔牙后 1 个月，左侧中切牙远中移动，两侧中切牙间出现牙间间隙。图 4-16（E）是拔牙后 160d，牙间间隙闭锁，左右侧乳尖牙与 3 个切牙互相接触，没有引起拥挤的发生。图 4-16（F）表示上下颌牙列的咬合状态，上颌中线位于下颌右侧中切牙唇面的中央位置。感谢本例的患儿和家长，采纳这种方法迅速治愈，取得很好的结果。

对于打算利用本法治疗的病例，医师应对治疗后的咬合关系，特别是覆盖和覆𬌗进行相关预测，并判定能形成恰当的咬合关系，再实施这样的治疗。在前牙区生长发育期，即切牙替换期实施此治疗是恰当的时机。

■图4-16

拔除下颌1个切牙，防止发生拥挤1例

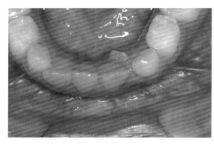

（A）2｜舌侧移位萌出，排列间隙几乎没有（7岁9个月，女）

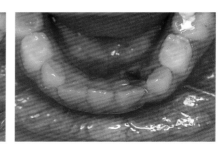

（B）拔除 2｜（7岁9个月）

（C）拔除后1天，1｜和 C｜间稍有间隙

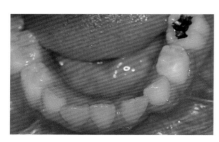

（D）拔牙后1个月，𝐼𝐼｜间出现间隙（7岁10个月）

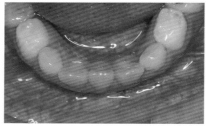

（E）拔牙后160d，正中部的间隙闭锁（8岁3个月）

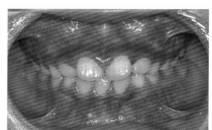

（F）咬合状态。上颌中线位于 1｜唇面中央位置（8岁3个月）

6）乳恒牙替换期前牙扭转应及时治疗

切牙在口腔内萌出时，前牙有时会出现扭转。这种排列不正，如发生在间隙牙列，排齐并不困难，因为有足够的间隙。但是，如果扭转发生在正常牙列或拥挤牙列，如放置不管，则可能因为邻牙的萌出或移动而占据部分间隙，使得扭转牙的近远中间隙缩小，造成治疗的困难。另外，考虑到扭转牙排列不正，对对颌牙可能造成早接触或合干扰，也因突出牙弓而容易受到外伤，而且治疗后需长期保持稳定，也应及时进行治疗。

图4-17表示分别发生在间隙牙列和正常牙列中的左侧上颌中切牙扭转两例，可见，发生在间隙牙列的扭转牙，能够获得足够的排列间隙，较容易排齐；而发生在正常牙列的扭转中切牙，因为没有及时治疗，左侧上颌侧切牙萌出后占据了中切牙的部分间隙，使得治疗变得困难。

因此，切牙在替换萌出期发生的扭转，应及时治疗。

■图4-17

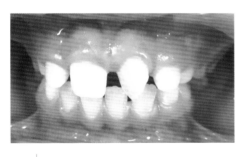 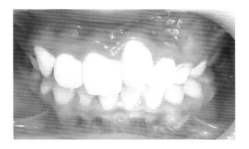

（A）⌐1扭转外翻发生在间隙牙列，间隙足够，治疗较容易。

（B）⌐1扭转外翻发生在正常牙列，因为没有及时治疗，⌐2萌出后占据了⌐1的部分排列间隙，增加了治疗难度。

3 前牙反殆的治疗

儿童的前牙反殆，在前期出版的《乳牙列期咬合诱导》一书中记述了乳牙列期，特别是乳牙列后期存在的前牙反殆，推荐立即开始治疗。当然，切牙替换时，当恒切牙成为反殆，即使仅有上颌两侧中切牙存在的时期，也应该开始治疗了。这样对两侧侧切牙能够进入正常位置很有益处。

1) 颞下颌关节生长发育期的特征及其利用

在以前乳牙龋坏多发的时代，经常会遇到这样治疗的儿童，当其全部咬合面被切削后，用金属预成冠修复，咬合高度即使变得很高，患儿也几乎没有诉说不快的症状。

另外，如图4-18(A)(B)(C)所示，上下颌乳牙牙冠显著龋坏崩解，颌间距离几乎丧失，但是这样的儿童并没有诉说颞下颌关节有任何异常。

而且，在乳牙列前期，同一幼儿在同一天，咬合状态可以自由地变为前牙反殆或变为正常咬合。观察到像这样的各种各样的临床病例，可知乳牙列期颞下颌关节的适应性是非常强的。

■图4-18
上下颌乳牙牙冠几乎龋坏崩解，上下颌接触

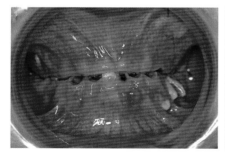 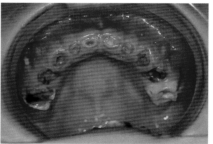 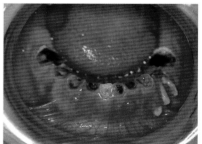

(A) 上下颌接触，丧失适当的颌间距离　　(B) 上颌牙列大体呈残根状态　　(C) 牙根暴露，下颌牙列呈残根状态

从颞下颌关节的生长发育来看，图 4-19 显示乳牙列期关节结节低，下颌窝浅，下颌窝最深点到关节结节斜面的倾斜度低。但是随着生长发育，关节结节高度增加，下颌窝变深，而且关节窝前面的倾斜度增大。

考虑到颞下颌关节的生长发育变化和以前所说的各种临床病例，因为颞下颌关节在发育中具有极高的适应性，对于儿童的前牙反𬌗，早期开始治疗是正确的。使上下颌的𬌗关系产生最大变化的部位，是以生长发育中的颞下颌关节为中心的部位，熟练地利用这一点，相信对于避免颞下颌关节紊乱，而产生最大的变化非常重要。

■图4-19
下颌窝和下颌骨髁突的发育变化（上条雍彦[73]，1979）

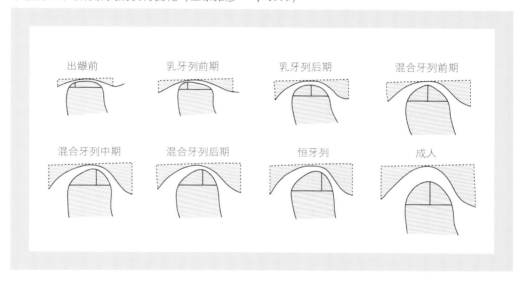

2）遗传性前牙反𬌗的治疗

正畸医师指出，对于如图 4-20 所示的青春期急剧的下颌过度生长的病例，应慎重决定有关其反𬌗治疗的开始时间。可能正是如此，才造成诊断为正畸学上所说的骨性反𬌗的病例很多。但是如图 4-20 所示的极端的下颌过生长的病例，通常见到的极少。在前牙反𬌗治疗之际，详细调查其遗传因素，并说明有关这种倾向的患儿将来极端过长的可能性高的问题，并必须开始治疗，这是不言而喻的。

■图4-20
青春期急剧的下颌过度生长的病例 (提供：中村孝)

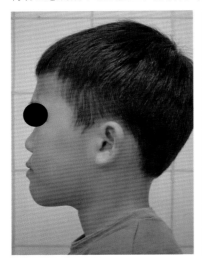 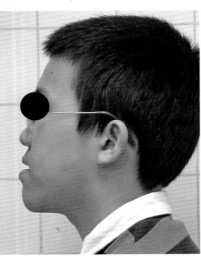 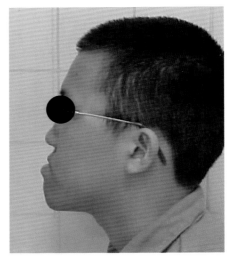

(A) 学龄期反𬌗不是很严重
(10 岁 1 个月)

(B) 青春期下颌过度生长进展中
(14 岁 1 个月)

(C) 进一步的下颌过度生长进展中
(15 岁 3 个月)

但是，即使可能性高，也不能断言就绝对地沿着原方向生长。如果诊断为前牙反𬌗，一般尽可能早期解除其咬合状态对上颌发育的抑制、下颌发育的助长是非常重要的。

对于到了恒牙列期才开始的前牙反𬌗的治疗，很有可能会伴发出现仅移动牙齿、上颌前牙极端唇侧倾斜、下颌前牙不正常地舌侧倾斜等情况。这种病例在临床上常常会遇到。

McNamara[50] 在咬合的各个发育阶段，对有关各种错𬌗畸形早期治疗的有效性进行了叙述，错𬌗畸形的分类使用 Angle 分类法。但是 Angle 分类法是恒牙列期错𬌗畸形的分类，不应在乳牙列和混合牙列期使用。因此，对于 McNamara 所说的 Angle III 类前牙反𬌗，与著者考虑的有效性进行了检查比较，结果如表 4-2 所示。McNamara 和笔者的想法，在各发育阶段有效性的程度多少有所差异，而效果在乳牙列期和混合牙列期一致。恒牙列初期变得几乎无效，这个结果也一致。

■表4-2
前牙反𬌗的治疗时期及其有效性

牙齿年龄	McNamara	笔者
乳牙列期	++	+++
混合牙列前期	+++	+++
混合牙列后期	+	+
恒牙列初期	−	−

+++：显著有效，++：有效，+：略有效，−：无效。

　　图 4-21（A）是 8 岁 2 个月男患儿前牙反𬌗的口腔内照片，上颌 2 个中切牙正在萌出，而牙冠的大部分被下颌切牙覆盖。本病例的父亲为严重前牙反𬌗，本例诊断为遗传性前牙反𬌗。

　　图 4-21（B）显示下颌最大后退位时，切端的对刃𬌗状态。这是颞下颌关节生长发育最旺盛时期、自由度极高的缘故。上颌还仅仅是两侧中切牙萌出，图 4-21（C）表示制作活动性斜面导板治疗反𬌗。图 4-21（D）是斜面导板口腔内佩戴的照片。但是由于患儿不愿佩戴斜面导板，征得监护人的理解，斜面导板部分粘结在了下颌切牙切缘部（图 4-21（E））。不足 1 个月，上颌两侧中切牙的反覆盖得到改善，成为正常覆盖状态，只是呈左侧后牙反𬌗（图 4-21（F））。图 4-21（G）撤去的斜面导板。这样覆盖得到了改善，而上颌牙弓被诊断为狭窄，又佩戴如图 4-21（H）所示的活动式扩弓器，进行扩弓治疗。图 4-21（I）是扩弓器佩戴时的咬合状态。

■图4-21
遗传性前牙反𬌗的治疗病例

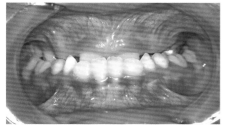
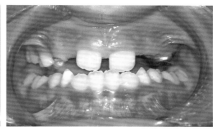
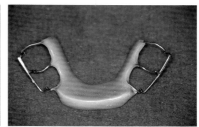

（A）上颌两侧中切牙呈反𬌗　　　　　（B）下颌最大后退位呈对刃𬌗　　　　　（C）活动斜面导板
　　（8 岁 2 个月）

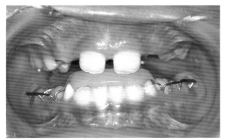
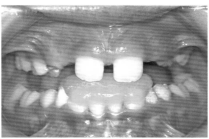
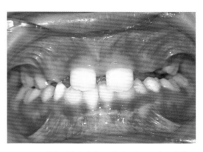

（D）佩戴活动斜面导板（8 岁 3 个月）　（E）因斜面导板不能佩戴，而粘结在下　（F）上颌两侧中切牙成为正常覆盖、
　　　　　　　　　　　　　　　　　　　　颌切牙切端（8 岁 4 个月）　　　　　　左侧为后牙反𬌗（8 岁 5 个月）

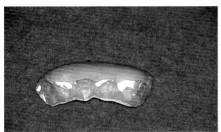
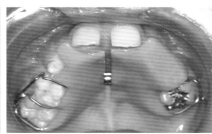
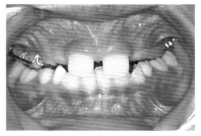

（G）撤去的斜面导板　　　　　　　　（H）因上颌牙弓狭窄，上颌牙列佩戴活　（I）佩戴矫治器时的咬合状态
　　　　　　　　　　　　　　　　　　　　动性扩弓器（8 岁 6 个月）

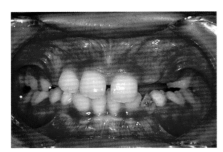
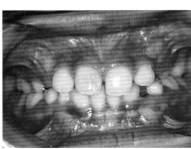
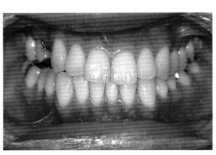

（J）扩弓治疗开始后 8 个月，后牙反殆解除（9 岁 2 个月）

（K）上颌两侧侧切牙正常覆盖关系（9 岁 8 个月）

（L）9 岁 8 个月后因拒绝咬合诱导治疗，保持了覆盖的正常状态，但上颌右侧第一前磨牙任由其成为半埋伏状态（20 岁 1 个月）

扩弓治疗开始后 8 个月，后牙反殆被解除，去除矫治器（图 4-21（J））。此时上颌右侧侧切牙萌出，位于下颌切牙的唇侧位，占据了正常位置，之后上颌左侧侧切牙也从正常位置萌出（图 4-21（K））。

本病例之后出现中线偏斜，上颌右侧第一前磨牙仅咬合面出现于口腔内呈半埋伏状态，劝说其进行咬合诱导治疗，但被固执地拒绝了，任其成年。图 4-21（L）是 20 岁 1 个月时的咬合状态。像这样治疗未完成的病例敢于在这里展示，是因为其父亲是程度相当强的前牙反殆。可见即使是遗传性的病例，早期治疗后，经过青春期，也能够保持前牙覆盖的正常状态。

对于这样的病例，即使诊断为遗传性前牙反殆，也应尽可能早期恢复其正常的覆盖关系，并关注其生长发育，这是非常重要的。虽然这么说，但是对遗传性反殆病例的治疗，必须说明，在青春期时、下颌骨过度生长时可能需要进行再治疗，这是不言而喻的。但是也必须再次强调早期治疗对恢复正常覆盖关系是有效的！

4 深覆殆的治疗

　　深覆殆是上下颌牙列的垂直殆关系异常，切牙区的垂直覆殆呈现极大的错殆畸形状态。其原因考虑有：牙性的有牙冠高度大小、上下颌中切牙牙轴倾斜度、第一磨牙殆关系等；骨性的有下颌升支高度等相关因素。

　　有关垂直覆盖，即覆殆的正常状态有各种考虑方法，都不一致。特别是仅凭大小判定的方法有问题。Moyers [74] 记述：如果不考虑深覆殆阻碍咀嚼，下颌到了功能性的后退位，引起牙齿异常磨耗以及将来牙齿无法保存等，就判定为异常的覆殆，是不对的。对此，笔者也有同感。

　　从乳牙列期开始，经过替牙列期，移行到恒牙列期，覆殆在其间有很大的变化。在变化显著时期选择适应证进行治疗绝不是容易的事。但对于适应性高，且容易向着良好的方向变化的、正处于生长发育的混合牙列期来说，此时治疗深覆殆，相信是最合适的时期。Moyers [74] 也推荐在混合牙列期治疗。对于生长发育结束的恒牙列深覆殆的治疗，仅凭正畸治疗就能完成的很少见，而反倒是与牙周治疗、保存治疗、修复治疗等同时进行的很多。

1）随着生长发育覆殆的大幅变化

　　乳中切牙和恒中切牙部的垂直覆盖，即覆殆（over bite），和水平覆盖，即覆盖（over jet），在生长发育的过程中，都有大的变化。如果不知道这个，深覆殆的治疗则不能开始。笔者指导的坞田的学位论文 [41]，即《乳牙列期开始到恒牙列期，有关覆殆、覆盖关系变化的多年的研究》，其结果平均变化如图 4-22 所示，乳牙列期覆殆和覆盖均逐年减小，混合牙列期以后的变化用牙龄比年龄更能准确地说明。用牙齿出龈时间为基准来说明，上颌中切牙萌出开始，覆殆表现为增大趋势，在上下颌失去咬合关系的侧方牙群替换期时更进一步增大，之后，上下颌第二磨牙接触，一旦有了咬合关系时，覆殆转为减小趋势。

■图4-22

牙龄为基准观察覆殆、覆盖逐年的变化 [75]

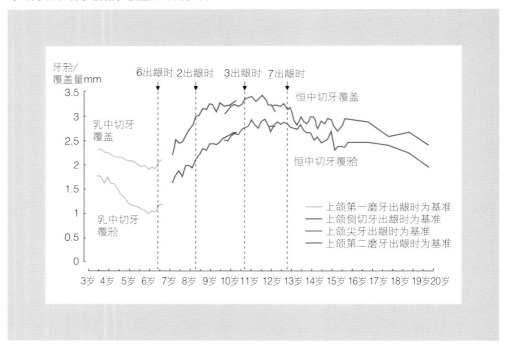

覆盖，至上下颌侧切牙出龈为止，表现为显著增大，至上颌尖牙出龈时，继续为增大趋势，上颌尖牙出龈10个月左右后开始缓慢减小。

图4-23（A）（B）显示了同一儿童乳牙列前期和后期覆殆的变化，图4-23（A）显示4岁时的覆殆状态，上颌乳中切牙覆盖下颌中切牙唇面大部分，呈深覆殆状态。但2年10个月后、即6岁10个月时，如图4-23（B）所示，覆殆全部消失，变为对刃殆状态。乳牙列期覆殆的变化，从个体成长角度来看，这样的病例从深覆殆变为对刃殆，或从深覆殆变为正常的覆殆的病例经常会遇到。笔者过去将乳牙列期的深覆殆当作错殆畸形来对待，观察这样生理性的逐年变化，是否应作为错殆畸形来治疗呢？这个疑问现在还有。乳牙列期覆殆减小的一个重要的原因是乳切牙的磨耗。

■图4-23

同一儿童乳牙列前后期覆殆的变化

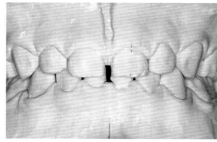

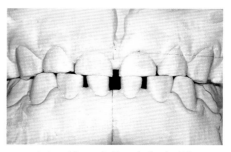

（A）4岁0个月时的深覆殆　　　　（B）6岁10个月，变为对刃殆

　　根据坞田的研究 [41]，乳牙列期的覆𬌗程度和恒牙列完成期的程度不大一致，因此从乳牙列期预测恒牙列的覆𬌗程度比较难。如图 4-24 所示的病例，因为有这样的从深覆𬌗开始向对刃𬌗移行的病例，所以，不应该进行乳牙列期深覆合的治疗。Moyers [74] 推荐对乳牙列期深覆𬌗进行治疗，而笔者对这一点不能接受。

　　图 4-24 表示正常覆𬌗逐年的变化。图 4-24（A）是混合牙列前期侧切牙出龈时，垂直覆盖率为 25%，图 4-24（B）为恒牙列初期，垂直覆盖率减小为 22%，图 4-24（C）为恒牙列完成期，垂直覆盖率进一步减小为 16%。

　　从混合牙列期到恒牙列期覆𬌗逐年的变化、增减的变化趋势，有很多与图 4-23 和图 4-24 所示的病例有相类似的发展经过。而坞田的研究 [41] 表明，混合牙列初期覆𬌗的大小和恒牙列完成期覆𬌗大小有很强的相关性。所以，混合牙列初期深覆𬌗的病例到恒牙列期也可推断为深覆𬌗，因此，深覆𬌗有必要从混合牙列期开始进行治疗。

■图4-24

从混合牙列期到恒牙列完成期覆𬌗的变化

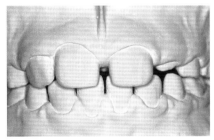 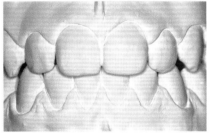 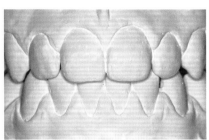

（A）上颌侧切牙出龈时，垂直覆盖率为 25%　　（B）恒牙列初期，垂直覆盖率为 22%　　（C）恒牙列完成期，垂直覆盖率为 16%

$$垂直覆盖率 = \frac{恒牙（乳牙）覆𬌗量}{恒（乳）中切牙牙冠高度} \times 100\%$$

2）因咬唇习惯导致上颌前突伴深覆𬌗的治疗

图 4-25（A）是上颌中切牙萌出期呈深覆𬌗状态的病例。之后图 4-25（B）显示患儿出现咬唇习惯，因此图 4-25（C）呈现上颌前突状态，图 4-25（D）是上下颌前牙咬合状态的正面像，可见有轻度的深覆𬌗。而在治疗中，将上颌切牙牙轴倾斜度向正常方向改善时，出现了很大的覆𬌗，因此对上颌前突和深覆𬌗同时进行治疗。

矫治器是以治疗上颌切牙异常唇侧倾斜为目的，在正常切牙唇面位置设计唇弓，利用唇弓弹力使前牙舌侧移动。同时有以改善深覆𬌗为目的的平面导板。图 4-25（E）是矫治器佩戴时的照片，图 4-25（F）为咬合时上下颌侧方牙存在间隙、不接触的状态。本装置与其说是压低下颌切牙，不如说是抬高上下颌侧方牙齿，尤其是第一磨牙，从而改善深覆𬌗。图 4-25（G）是治疗开始后约 5 个月时的上下颌切牙覆𬌗状态，前突和深覆𬌗均被改善。图 4-25（H）显示同时期的咬合状态，已变为正常的覆𬌗关系。图 4-25（I）侧方牙群替换期覆𬌗稍稍增大，这是因为生长发育的缘故，覆𬌗有暂时的增加不必担心。图 4-25（J）表示恒牙列完成时，成为正常的覆𬌗关系。

■图4-25
吸唇习惯所致上颌前突伴深覆𬌗的治疗

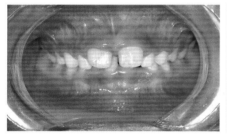

（A）中切牙萌出期、深覆𬌗（6 岁 9 个月）

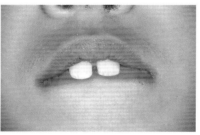

（B）咬唇习惯（7 岁 10 个月）

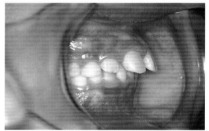

（C）因咬唇习惯导致上颌前突（7 岁 10 个月）

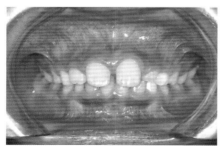

（D）治疗上颌前突时发现深覆𬌗（7 岁 11 个月）

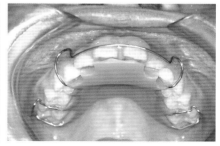

（E）佩戴上颌前突和深覆𬌗同时治疗的矫治器（7 岁 11 个月）

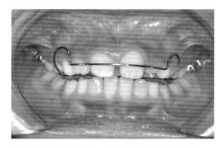

（F）因咬合导板、侧方牙群部无接触
（7 岁 11 个月）

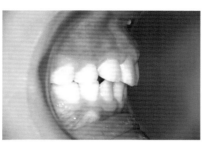

（G）治疗完成时，上颌前突和深覆𬌗
治愈（8 岁 4 个月）

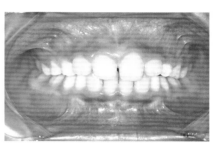

（H）G 同时期的咬合状态（8 岁 4 个月）

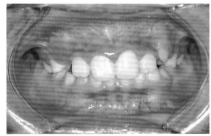

（I）由于生长发育，覆𬌗的暂时性增加
（9 岁 10 个月）

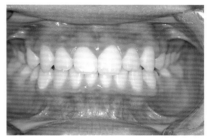

（J）成为恒牙列咬合，获得正常覆𬌗
（13 岁 1 个月）

　　深覆𬌗的治疗，在乳牙列期不行，恒牙列期也不行，相信想获得高的成功率应该是在混合牙列生长发育期时进行。但是在实施时，必须熟悉生成长发育期覆𬌗的变化。

5 切牙早失的治疗

1）须注意因切牙早失间隙迅速缩小

　　有关乳切牙早失，其丧失部位与其说几乎没有缩小、闭锁样的变化，不如说有的病例因为生长发育而出现的牙弓扩大掩盖了间隙的缩小，其部位佩戴的装置，有口腔科医师认为不叫间隙保持器，而称为义齿。但是笔者认为像为防止吐舌等口腔不良习惯一样，在丧失部位制作的活动义齿型间隙保持装置来保持间隙，也含有广义的保持间隙的意味。另外，乳切牙早失，发现时可能已经有了间隙缩小。图4-26是乳切牙萌出期时，上颌右侧乳中切牙早失，3年来未处理的病例，其间隙大部分丧失，此病例是有必要立刻进行间隙保持治疗的。本病例可能因为前牙反𬌗更助长了其间隙的缩小，像这样大的间隙的消失，最大的原因是乳切牙在萌出期时的早失。

■图4-26
上颌右侧乳中切牙因早失间隙缩小病例（提供：黑须美佳）

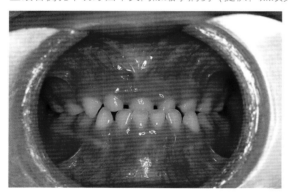

丧失后3年（男，4岁4个月）

　　另一方面，因为恒切牙在萌出期早失时，会发生急剧的间隙缩小或闭锁，因此必须立刻进行间隙保持的治疗。从实际来看，无论乳切牙还是恒切牙，都应对其早失部位佩戴间隙保持器。

　　曾有患者因为恒切牙外伤，诊断须拔牙，而且立刻拔牙，因处于切牙替换期，尽管是在拔牙窝创伤愈合的短期内，也出现了急剧的间隙缩小。为此，遭到患者方投诉，口腔科医师被迫承担了正畸治疗费和修复治疗的全部费用。

　　图 4-27（A）(B) 是上颌右侧中切牙在 1 年 2 个月前早失，而放置未处理的病例。间隙显著缩小，而且左侧中切牙向间隙侧移动、中线偏移。像这样在切牙替换期出现切牙早失，应该知道即使是在拔牙窝的创伤治愈期间，逐渐出现间隙缩小的病例也很多。所以在切牙替换期，对切牙早失的病例，出于审美的考虑，也应在当天制作佩戴覆盖创面的活动义齿型间隙保持器。

■图4-27
上颌右侧中切牙因早失间隙缩小 (提供：药师寺仁)

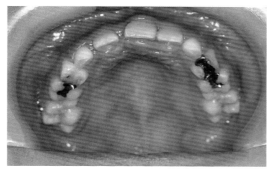 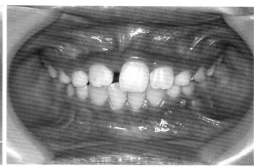

(A)　1｜早失 1 年 2 个月（男，7 岁 11 个月）　　　　(B) 中线偏移

2）因切牙早失间隙缩小病例的治疗

　　对于切牙在替换期时出现的早失，由于即使在短时间内，也会出现急剧的间隙缩小，所以必须进行或多或少间隙回复治疗后，再进行间隙保持治疗的病例很多。当然，对于还看不到间隙缩小的病例，也应立刻进行间隙保持治疗。一般地，切牙部位的间隙保持，考虑到美观，多佩戴活动义齿型间隙保持器，佩戴当时应向患者说明：必须注意，如果不佩戴此间隙保持器，会出现急剧的间隙缩小。

　　图 4-28（A）为右侧中切牙外伤早失 2 年未治疗的病例，间隙显著缩小。因此，实施了间隙回复治疗，如图4-28（B）所示，上颌两侧第一磨牙粘结带环，上颌牙列粘结托槽，对早失部位使用推簧扩大间隙。图 4-28（C）是治疗 4 个月时的口腔内照片，间隙被扩大。图 4-28（D）是治疗后 9 个月，间隙已回复。图 4-28（E）(F)为制作粘结铸造烤瓷桥。

■图4-28

对上颌中切牙外伤早失后的治疗（提供：樱井正治）

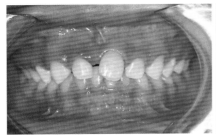

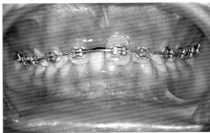

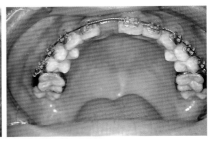

（A）　1｜因外伤早失，间隙缩小

　　　（男，11 岁 9 个月）

（B）实施间隙回复治疗（11 岁 11 个月）

（C）间隙正在回复（12 岁 3 个月）

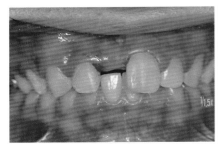

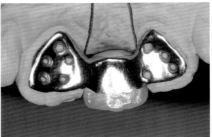

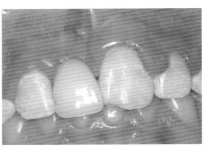

（D）间隙回复（12 岁 8 个月）

（E）为间隙保持制作铸造烤瓷桥

（F）粘结烤瓷桥

6 关于中缝的思考

　　"正中离开（中文称为中缝或正中间隙）"这个用语在日本广泛使用是从 1937 年 2 月 13 日，日本齿科医师会和日本联合学校齿科医学会将牙列及咬合不正分为 9 种，其中包含有"正中离开"这个术语。之后直至现在还在广泛使用。

　　如前所述，切牙替换期的中缝是正常生理性现象，此期如果强行关闭中缝，会对前牙在颌骨内的位置产生不良影响，所以不应实施这样的治疗。乳牙列期的中缝当然也是生理性的，3 岁儿童上颌存在中缝的占 42.1%，下颌为 45.0% [56]。因此，将中缝称为不正牙列应在恒前牙排列完成时，是对恒中切牙间存在间隙的病例使用的术语。最近，一般仅对上颌牙列使用这个词。

1）以前所说的导致中缝的原因是真的吗

　　过去认为中缝的原因有：上唇系带异常，正中多生牙，侧切牙先天缺失或为过小牙等，真是这样吗？临床上经常会遇到存有疑问的病例。

　　图 4-29（A）是 7 岁 1 个月男童的口腔内照片。上颌两侧中切牙正在萌出，上唇系带与切牙乳头连续，考虑是因为上唇系带的异常所致的中缝。但是当侧切牙萌出时，如图 4-29（B）所示，中缝消失，上唇系带也明显退缩。每次遇到这样的病例，都要苦于判断是否对这样的中缝做上唇系带延长术。

■图4-29
是上唇系带异常所致的中缝吗

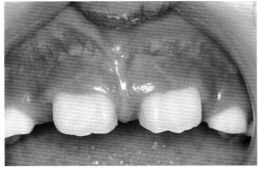 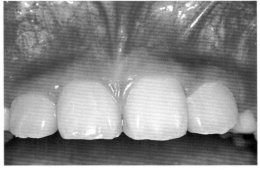

（A）是上唇系带异常所致的中缝吗
　　（7 岁 1 个月）

（B）由于 2|2 萌出，中缝消失（9 岁 9 个月）

经长谷川和笔者等 [76] 逐年的观察，上颌正中多生牙的发生率为 4.6%，本研究观察到的，在混合牙列期含有正中多生牙的病例，中缝在恒牙列期全部闭锁。从这个结果看，正中多生牙的存在，尽管使中缝闭锁的时间稍稍推迟，但是并非导致中缝的主要原因。野田等 [77] 也报告，埋伏多生牙对牙列的直接影响，并没有以前所指出的那样大的程度。

图 4-30 （A）是 7 岁 10 个月男童口腔内照片，可见中缝较宽，X 线片（图 4-30 （B））可见正中存在倒置多生牙。过去，在这个时间会诊断为正中埋伏多生牙导致中缝。但是，如图 4-30 （C）所示，9 岁 6 个月两侧侧切牙萌出时，中缝消失。X 线片可见正中多生牙稍稍向上方移动，仍然存在，而中缝已关闭（图 4-30 （D））。像这样虽然两侧尖牙尚未萌出，而中缝已消失的现象，可以不夸张地说正中多生牙和中缝间几乎没有关系。

■图4-30
是正中多生牙所致的中缝吗

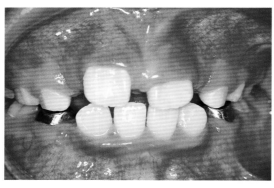

（A）考虑为正中多生牙导致的中缝（7 岁 10 个月）

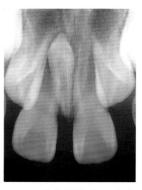

（B）X 线片示存在正中多生牙（7 岁 10 个月）

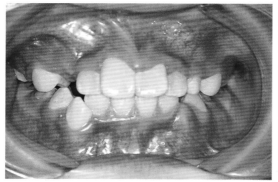

（C）由于 2|2 萌出，中缝消失（9 岁 6 个月）

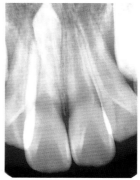

（D）X 线片示正中多生牙存在、而中缝消失（9 岁 6 个月）

一般地，如图 4-31（A）所示，正中多生牙存在于两侧中切牙正中的情况少见，多见存在于稍偏腭侧的位置，如图 4-31（B）所示。因此，考虑当侧切牙、尖牙萌出时，伴两侧中切牙近中移动的力，将多生牙向腭侧推挤，中缝关闭。

■图4-31
正中多生牙和中切牙的位置关系

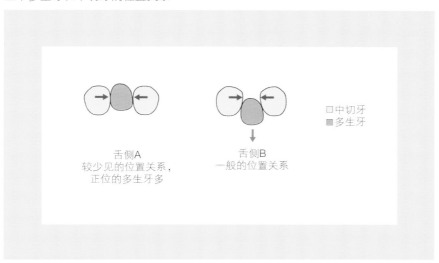

图 4-32（A）是一例女性恒牙列完成期的口腔照片，尽管上颌左侧侧切牙先天缺失，但没有中缝。左侧尖牙几乎没有近中移动，而且上下颌牙列中线一致。因此，如图 4-32（B）所示，制作粘结固定桥修复（图 4-32（C））。

■图4-32
上颌侧切牙先天缺失而无中缝1例及其治疗（提供：中村孝）

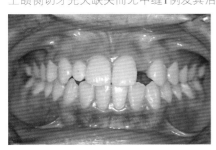 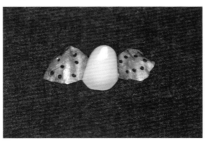 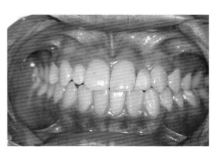

（A）上颌左侧侧切牙先天缺失而无中缝　　（B）缺牙部位制备固定桥修复　　（C）固定桥粘结

2) 真正应该治疗的中缝是怎样的

　　前面讲述了以前所说的中缝及其3个原因之间没有太大的关联性。而怎样的中缝的病例必须治疗呢？例如，对已达数毫米大的中缝的病例怎么办呢？如图4-33（A）是中缝宽度为4.5mm的病例，这样的病例，两侧侧切牙像要从腭侧移位萌出，但是图4-33（B）显示，左右侧侧切牙沿两中切牙远中面萌出，中缝显著缩小。进而两侧尖牙萌出时，如图4-33（C）所示，中缝消失。考虑到像这样即使存在较大的中缝，也能消失的情况，可知不应只单纯考虑中缝的大小，而做出应该立即进行治疗的判断。

　　但是，当患者以中缝为主诉前来就诊，两侧侧切牙已萌出，而且存在较大的中缝，对于这样的病例，应该考虑治疗。特别对于两侧侧切牙已腭侧移位的病例，应立刻开始治疗，重要的是将腭侧位牙齿推至正常位置。

■图4-33

大的中缝的自行关闭1例

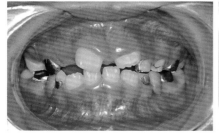 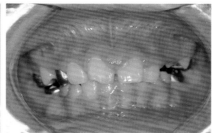 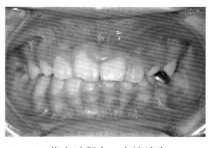

（A）1|1 萌出时存在 4.5mm 大的中缝　（B）由于 2|2 萌出，中缝缩小（10 岁 5　（C）3|3 萌出过程中，中缝消失
（10 岁 3 个月）　　　　　　　　　　　　个月）　　　　　　　　　　　　　　　（11 岁 0 个月）

■图4-34

有必要进行治疗的中缝1例

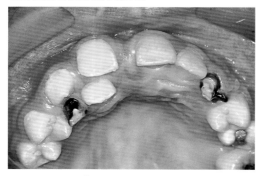

大的中缝、 2| 腭侧移位、 C| 滞留、 3| 近远中间隙（男，10 岁 0 个月）

　　图 4-34 病例就诊时的口腔内状态如图所示，存在大的中缝，上颌右侧侧切牙腭侧移位，且右侧尖牙已萌出，而同侧乳尖牙滞留。该病例需关闭中缝、拔除乳尖牙，如利用尖牙近远中间隙，因间隙充分，能够容易地将侧切牙移动到正常位置。左侧乳尖牙滞留，继承尖牙萌出间隙稍稍不足，如利用前牙区排列间隙，前牙能够正常排列。所以，本例是考虑应该立刻进行治疗的中缝病例。

　　笔者的相识，也是一名口腔科医师，亲子孙 3 代延续存在中缝，其父治疗后复发。考虑这是遗传性的中缝，但是应该治疗的适应证。如中缝经治疗关闭后易复发，则现在可能需要永久保持。不用说这是合适的治疗。像这样中缝的治疗需要今后深入地研究。

7 迟萌牙和埋伏牙的治疗

1）迟萌牙和埋伏牙不同

萌出延迟牙和埋伏牙的差异，我们将用以下的定义区别。明显地过了标准出龈时间，还未萌出于口腔的牙齿，大幅延迟于对侧同名牙的出龈时间，或前牙区出龈顺序错误，不能按中切牙、侧切牙、尖牙的次序出龈的牙齿，且牙根均未发育完成，这样的牙齿定义为萌出延迟牙，即牙齿迟萌，与埋伏牙有区别。

前牙中，没有按照中切牙、侧切牙、尖牙的次序萌出的病例，例如，虽然在出龈时间的平均范围内，但萌出部位狭窄、牙列不正的病例很多，这样的牙齿，包含迟萌牙，需要治疗。

根据我们的调查，迟萌牙的种类和发生频率，如表4-3所示，上颌比下颌的发生频率绝对地高，从牙齿种类看，集中在前牙区。

■表4-3

迟萌牙的牙齿种类和发生频率 [78]

牙齿种类	上颌	下颌	上下颌 例数（%）
中切牙	52	–	52(55.9)
侧切牙	12	1	13(14.0)
尖牙	15	2	17(18.3)
前磨牙	4	–	4(4.3)
第一磨牙	2	5	7(7.5)
合计	85	8	93(100)

有关迟萌的原因，我们的调查结果如表4-4所示，发生频率最高的是上颌中切牙、尖牙牙胚位置异常，其次是强韧的牙龈被覆阻挡，即一般所说的牙龈肥厚的情况，实际临床几乎看不到牙龈肥厚的病例，因此笔者称之为强韧的牙龈被覆。接下来依次为多生牙、乳牙滞留、乳牙外伤、萌出间隙不足，和已萌出的对侧同名牙比较，牙根形成延迟，含牙囊肿、牙瘤。

恒牙在牙根形成 2/3~3/4 时出龈，之后经过大约 3 年牙根发育完成（图 4–35）。其间，牙体硬组织亦持续生成，和牙根大致同样需 3 年时间成熟。所以，笔者称出龈后 3 年内的恒牙为年轻恒牙。

■表4–4

各种原因引起不同牙位迟萌牙的数量 [78]

牙齿	乳牙外伤	乳牙滞留	多生牙	强韧的牙龈被覆	牙胚位置异常	含牙囊肿	萌出间隙不足	牙瘤	牙根形成延迟 *
上颌中切牙	10	8	13	17	7	1	4	1	3
上颌侧切牙	1	3	2	6	0	1	0	1	3
上颌尖牙	0	1	0	0	9	2	4	1	0
上颌前磨牙	0	0	0	1	2	0	1	0	0
上颌第一磨牙	0	0	0	0	2	0	0	0	0
上颌计	11	12	15	24	20	4	9	3	6
下颌侧切牙	0	0	0	0	0	1	0	0	0
下颌尖牙	0	0	0	0	1	1	0	0	0
下颌第一磨牙	0	0	0	0	5	0	0	0	0
下颌计	0	0	0	0	6	2	0	0	0
上下颌计	11	12	15	24	26	6	9	3	6

* 和对侧牙比较。

■图4–35

恒牙的出龈和牙根发育完成

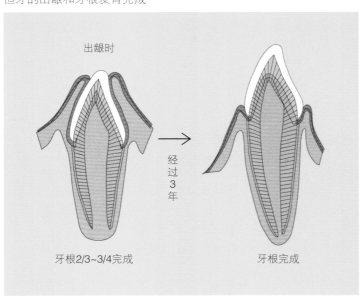

2) 因牙龈坚韧而致迟萌牙的治疗

一般认为牙龈肥厚导致的牙齿迟萌，绝对不是牙龈肥厚，笔者等[78]将这样的病例称之为强韧的牙龈被覆导致牙齿迟萌。

图4-36（A）所示的病例，尽管右侧中切牙尚未出龈，但右侧侧切牙早已萌出。另外，从侧方牙群牙齿的出龈顺序看，常会遇到和平均出龈顺序不同的病例。但是前牙区牙齿的出龈顺序，原则上是按照中切牙、侧切牙、尖牙的顺序，这个顺序如果错乱，则前牙区变为不正牙列的概率极高。因此，不能按照这个顺序出龈的牙齿诊断为迟萌牙，应考虑立刻治疗。

图4-36（B）是4-36（A）患者的X线片，和对侧比较，右侧中切牙的牙根形成程度稍差，已经达到可以出龈的状态，但即使这样，还是未能萌出，因此诊断为强韧的牙龈被覆导致迟萌，应立刻进行治疗。因为尚未引起萌出间隙的狭窄，进行牙龈开窗即可（图4-36（C））。图4-36（D）是开窗后1个月的口腔内照片，牙冠的一部分已萌出。图4-36（E）为治疗后5个月，已萌出和对侧中切牙大致相同的高度。图4-36（F）是治疗1年后，呈现正常的排列状态。像这样，没有萌出间隙

■图4-36
因强韧的牙龈被覆导致迟萌牙的治疗（提供：关口浩）

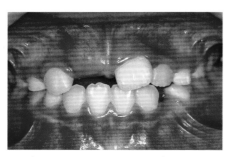 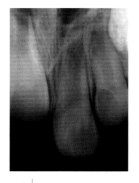 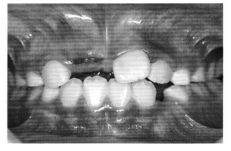

(A) 1 和 2|2 已萌出，而 1 未出龈（男，8岁1个月） | (B) 1 未出龈，牙根的形成已达到出龈时的状态。2|2 已萌，1 诊断为迟萌 | (C) 1 牙龈切开、开窗（8岁1个月）

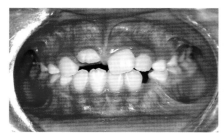 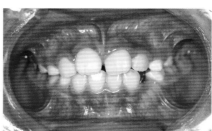 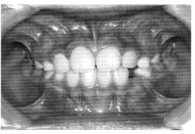

(D) 开窗后1个月，1 牙冠的一部分出现于口腔（8岁2个月） | (E) 开窗后5个月，1 和 1 大致萌出相同高度（8岁6个月） | (F) 开窗后1年，成为正常的排列状态（9岁1个月）

的狭窄，且牙根发育未完成，已达到出龈时间的病例，只开窗，不牵引，大多能萌出到正常位置。但是必须注意，治疗时间一旦延迟，如图 4-37 所示，会出现萌出间隙狭窄，成为不正牙列的情况很多。

■图4-37

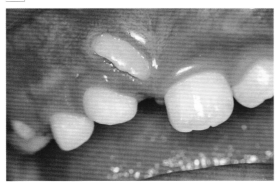

1 萌出延迟导致萌出间隙狭窄

3）因牙瘤导致的埋伏牙的治疗

牙瘤的存在阻碍了正常牙齿萌出，常有未出龈而牙根已发育完成的病例。图 4-38（A）为下颌左侧乳中切牙根尖附近存在牙瘤，左侧乳中切牙滞留。因此继承中切牙不萌出，牙根大体上已经发育完成而埋伏。因左右侧侧切牙已萌出，埋伏中切牙的萌出间隙已缩小，所以为获得间隙，如图 4-38（B）粘结带环、托槽，用推簧进行间隙扩大。图 4-38（C）表示矫治器佩戴后弹簧的使用部位，以之为中心进行扩大，左侧乳中切牙和邻牙左右侧恒切牙邻面接触，没有间隙。图 4-38（D）为装置佩戴后约 2 个月、7 岁 2 个月时的 X 线片，乳中切牙的近远中有了间隙，获得了充足的萌出间隙，埋伏中切牙牙冠附近确认牙瘤的存在。图 4-38（E）是同时期的口腔内照片，乳中切牙近远中明显获得了间隙。图 4-38（F）为拔除乳中切牙手术中。图 4-38（G）可观察到埋伏中切牙的唇面和牙瘤。图 4-38（H）为分离取出的 3 个牙瘤。图 4-38（I）为埋伏中切牙的牵引治疗，中切牙唇面粘结唇侧钮。图 4-38（J）是牵引开始后 20 天的口腔内照片，中切牙向咬合面方向移动。图 4-38（K）是牵引后 4 个月的 X 线片，中切牙已很接近咬合面。在牵引过程中为防止间隙缩小，虽然停止了扩大，但仍在使用推簧。牵引开始后约 8 个月，为使埋伏中切牙达到和其他 3 个切牙相同的位置，使用如图 4-38（L）所示的焊接有托槽的带环矫治器，其他 3 个切牙用唇侧弓丝进行保持。这样 5 个月后，除去保持器（图 4-38（M））。但是进入恒牙列期、牵引并保持后的左侧中切牙出现了如图 4-38（N）所示的扭转，

■图4-38
因牙瘤致下颌左侧中切牙埋伏的治疗

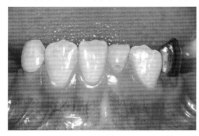

（A）因牙瘤致使 1̄ 埋伏，Ā 滞留
（男，6 岁 11 个月）

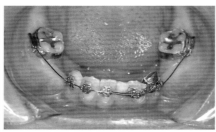

（B）对埋伏 1̄ 萌出间隙不足的治疗
（6 岁 11 个月）

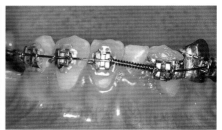

（C）1̄ 萌出间隙明显不足（6 岁 11 个月）

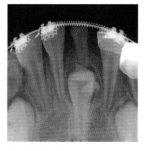

（D）矫治器佩戴 2 个月后，获得充足的萌出间隙，埋伏 1̄ 的冠部附近存在牙瘤（7 岁 2 个月）

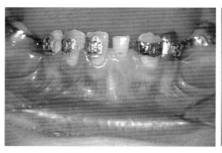

（E）Ā 近远中明显出现间隙

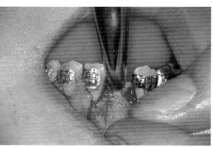

（F）拔除 Ā（7 岁 2 个月）

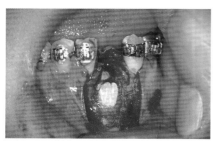

（G）Ā 拔除后，埋伏 1̄ 唇面和牙瘤出现

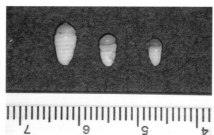

（H）分离取出的牙瘤

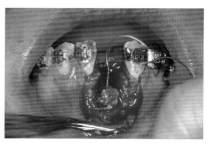

（I）为牵引埋伏 1̄，其唇面粘结唇侧钮（7 岁 2 个月）

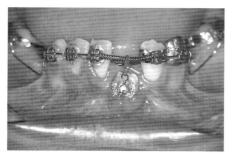

（J）1̄ 牵引中（7 岁 3 个月）

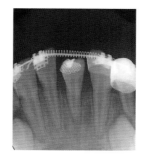

（K）为防止萌出间隙缩小，使用螺旋弹簧

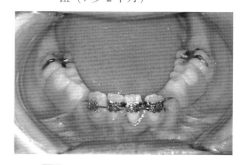

（L）1̄ 牵引结束，保持中（7 岁 10 个月）

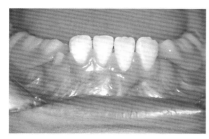
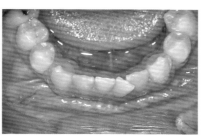
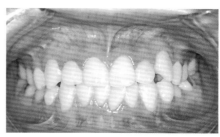

（M）去除保持器（8 岁 3 个月）　（N）⌐1 牵引治疗后扭转（11 岁 5 个月）　（O）牵引牙⌐1 扭转的原因是治疗开始迟，还是尖牙突出伴上颌牙弓狭窄呢（11 岁 5 个月）

远中切角覆盖了左侧侧切牙的近中切角，下颌成为拥挤牙列。其原因是治疗时间迟了呢，还是保持时间短了呢？或者如图 4-38（O）所示，是因为上颌尖牙突出而造成了狭窄牙列，还不清楚。总之，虽然埋伏牙经牵引萌出于口腔，但本例不能说是很成功的病例。

　　对牙根未完成的迟萌牙，如果确保适当的萌出通路和充足的萌出间隙，即使不牵引，也可依靠自身的力量萌出于口腔。另一方面，对牙根已发育完成的埋伏牙，已不能自行萌出，必须进行牵引治疗。

8 | 因乳牙根尖病变致恒牙胚的回避现象及其治疗

1）恒牙胚的回避现象和自愈

  乳牙患根尖病变，其继承恒牙胚为躲避病变伤害而引起回避现象[79]，而病患乳牙早期拔除后，恒牙胚又返回正常位置萌出的病例也有，这一点必须知道[80、81]。

  图4-39（A）是患儿2岁4个月时受外伤，致使下颌两侧乳中切牙和右侧乳侧切牙等3个牙齿不完全脱位。图4-39（B）是同时期的X线片。受伤后立刻固定，但2岁6个月时下颌右侧乳侧切牙出现牙髓坏死，行坏死牙髓去除，根管充填术。之后，左侧乳中切牙在3岁2个月、右侧乳中切牙在3岁5个月时出现根管感染，治疗后行根管充填。图4-39（C）是3岁2个月时的X线片，可见右侧乳侧切牙根管充填，左侧乳中切牙出现根尖病变，尚未治疗。而两侧恒中切牙牙胚大致在正常位置。图4-39（D）是4岁4个月时的X线片，根管治疗不成功，右侧乳中切牙和右侧乳侧切牙存在根尖病变，因此右侧恒中切牙牙胚出现回避现象，其位置稍显异常。进而4岁10个月X线片如图4-39（E）所示，恒中切牙牙胚的回避现象进一步发展，变为大致水平位。同时期口腔内照片如图4-39（F）所示恒牙成为水平位，舌侧牙槽嵴可见很大的膨隆，所以立刻拔除乳切牙。如图4-39（G），5岁2个月时X线片示，右侧中切牙比左侧中切牙稍稍迟萌。虽然这么说，如图4-39（H）所示，还是稍稍舌侧位扭转萌出。但图4-39（I）的X线片和口腔内照片显示，5岁5个月时成为大致正常位置。

■图4-39
下颌乳切牙根尖病变所致的回避现象（提供：中村孝）

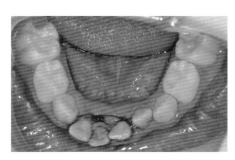

（A）2I̅1̅ 外伤致不完全脱位病例
  （2岁4个月）

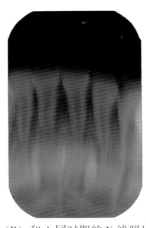

（B）和A同时期的X线照片

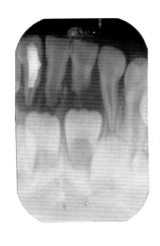

（C）B|根管充填，|A 根尖病
变形成。治疗之后，III 牙
胚处于大致正常的位置
（3 岁 2 个月）

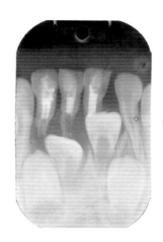

（D）根管治疗不成功，B A|
根尖病变没有治愈，
1|牙胚稍稍出现位置
异常
（4 岁 4 个月）

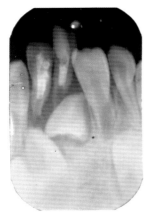

（E）1|牙胚因回避现象变为水平位
（4 岁 10 个月）

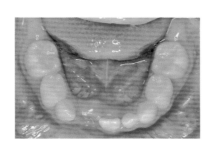

（F）1|牙胚因位置异常出现舌侧
牙槽嵴膨隆（4 岁 10 个月）

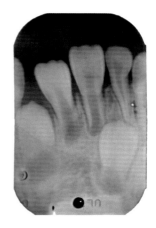

（G）病患乳牙拔除，1|正在返回正
常位置（5 岁 2 个月）

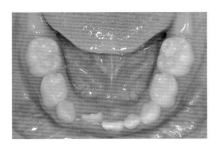

（H）1|稍稍舌侧移位萌出中（5 岁 2
个月）

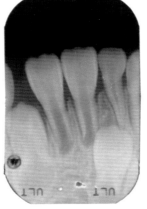
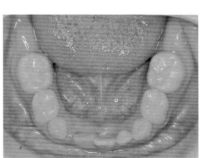

（I）III 大致在正常位置排列（5 岁 5 个月）

2) 发生回避现象的恒牙的治疗

发生回避现象后，继承恒牙如长时间不治疗，会异位萌出、牙根弯曲而出现迟萌、萌出困难的情况。

在望月、大多和等 [82] 发表的论文《有关恒牙迟萌的治疗方法》中，介绍了发生回避现象的病例的治疗。下面的病例是 4 岁 11 个月时，外伤导致患儿上颌两侧乳中切牙嵌入牙槽骨中，行复位固定。图 4-40（A）是 6 岁 0 个月时的 X 线片，此时不能确认右侧中切牙牙胚位置异常。之后，6 岁 10 个月时上颌左侧乳中切牙脱落。虽然这样，到了 7 岁 2 个月时，上颌右侧乳中切牙滞留，继承恒牙迟萌。患儿来到东京齿科大学水道桥医院小儿齿科。图 4-40（B）是来院时的 X 线片，右侧中切牙牙胚位置异常，变为大致水平位。图 4-40（C）是本病例断层 X 线片，牙根弯曲，牙冠水平位，切端向唇侧突出。图 4-40（D）是 7 岁 2 个月时口腔内照片，右侧乳中切牙滞留，后继恒牙萌出间隙不足。所以，首先拔除右侧乳中切牙，开窗，行右侧中切牙牵引。开窗时为 7 岁 6 个月，因右侧中切牙舌面向唇侧，最初在其舌面安装拉钩，开始橡皮链牵引（图 4-40（E））。

■图4-40

发生回避现象的上颌中切牙的治疗（提供：大多和由美）

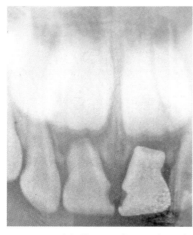

（A）1|1 牙胚位置正常（6 岁 0 个月）

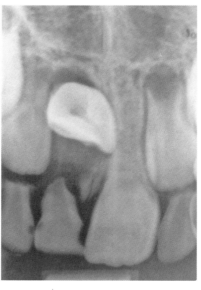

（B）1| 牙胚位置异常（7 岁 2 个月）

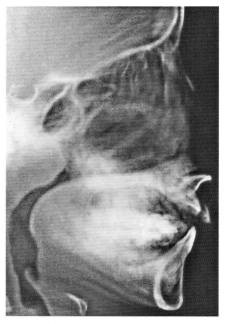

（C）1| 牙根弯曲，切缘向唇侧突出（7 岁 2 个月）

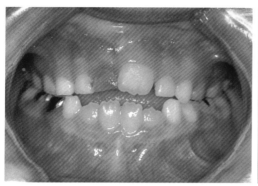

(D)　$\boxed{A}$ 滞留、$\boxed{1}$ 萌出间隙不足（7 岁 2 个月）

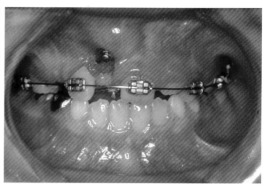

(E)　开窗后、$\boxed{1}$ 开始牵引（7 岁 6 个月）

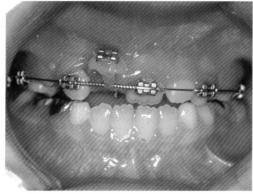

(F)　$\boxed{1}$ 继续牵引、并扩大间隙（7 岁 9 个月）

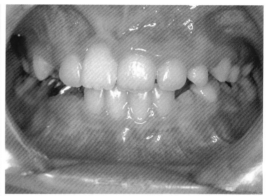

(G)　牵引结束后 1 年 3 个月、$\boxed{1|1}$ 切缘处于相同位置（9 岁 3 个月）

　　之后，为使牵引牙的唇面向唇侧移动，在其唇面粘结托槽，继续牵引。而且在唇侧使用推簧，扩大间隙（图 4-40（F））。患儿 8 岁 0 个月时，其牵引牙的根端部在唇侧黏膜下已经可以触摸到，此时牵引结束。图 4-40（G）是 9 岁 3 个月时的口腔内照片，左右侧中切牙切缘的位置一致。

3) 埋伏牙应在混合牙列期及时治疗

埋伏牙多发生于上颌前牙区，比较容易发现，发现后应高度重视，及时治疗，或者密切观察，择期治疗。有时，患儿的监护人可能并未注意到，临床医师发现后，应该及时告知，并进行相应的检查。在牙弓和牙槽骨处于扩大期的乳恒牙替换期进行埋伏牙的牵引治疗，无论是对间隙的要求，还是对埋伏牙牙根的发育状况等，都能够比较容易达到，并有利于牙根的正常发育。一旦错过这个时机，埋伏牙间隙缩小甚至丧失，往往增加了难度，并且会因为患儿学习等各方面的压力，而难以配合完成这一长期的牵引治疗。

如图4-41，患者，17岁，因多数牙齿龋坏求治，检查时发现左侧上颌中切牙埋伏阻生，上颌牙齿已完全关闭了间隙。该患者因为幼儿时龋病治疗的痛苦回忆，长期惧怕看牙，造成了目前无法挽回的局面。由于上颌牙齿的倾斜、移动，造成排列、咬合错乱，食物嵌塞等情况，全口多数牙龋坏。

因此，埋伏牙应在混合牙列期及时治疗。

■图4-41

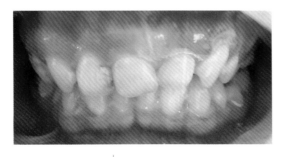

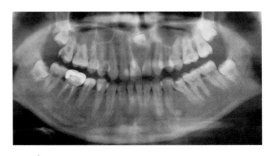

(A) 患者，17岁，⌐1缺失，上颌牙齿向间隙倾斜
　　移动，⌐1间隙关闭，⌐2邻面龋。

(B) ⌐1高位埋伏阻生，牙冠向鼻底旋转，间隙
　　已完全关闭，丧失了牵引治疗的时机。

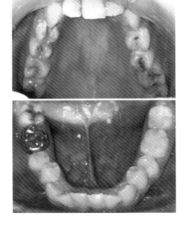

(C) 牙齿排列不齐、咬合错乱，造成食物嵌塞、
　　不易自洁，全口多数牙齿龋坏。

9　吐舌习惯造成的前牙开𬌗的治疗

　　口腔不良习惯包括吮指、吐舌、咬唇、吸唇、吸口颊、咬异物等，都会造成错𬌗畸形，应尽早治疗。开始时，可进行说教，使儿童了解不良习惯的危害而自动戒除。如在 5、6 岁之前改正，错𬌗可以自行消失，若在 7~10 岁才改正，其所导致的错𬌗畸形大多数可以自行消失。若仍不消失，可用矫治器进行治疗。

　　图 4-42 患儿因吐舌习惯造成前牙开𬌗，并合并反𬌗。使用腭刺活动矫治器进行治疗。治疗 1 个月，可见明显改变（C），4 个月后，吐舌习惯戒除，开𬌗治疗完成，前牙垂直间隙关闭，覆𬌗覆盖关系正常。

■图4-42

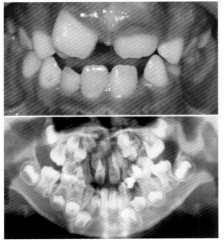

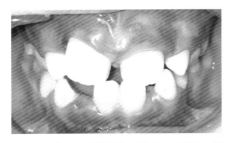

（A）患儿，女，8 岁，因吐舌习惯造成前牙垂直间隙，伴 B1⎵1 反𬌗。

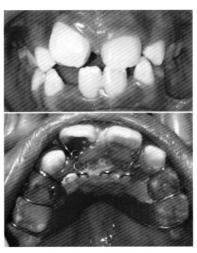

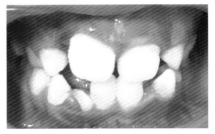

（B）佩戴腭刺活动矫治器 1 月后，开𬌗状况明显改善，⎣B⎦拔除。

（C）佩戴活动矫治器 2 月后，开𬌗、反𬌗解除。

（D）治疗 4 月后，开𬌗、反𬌗解除，前牙垂直间隙关闭，覆𬌗覆盖关系基本正常。

5

侧方牙群替换期和第二磨牙萌出期的咬合诱导

○ 侧方牙群替换期的特征及其利用方法
○ 侧方牙群保持间隙的重要性
○ Leeway间隙的利用
○ 同一口腔内利用成长发育部位时和不利用时的对照
○ 侧方牙群的迟萌牙和埋伏牙的治疗
○ 发生回避现象的前磨牙早期治疗，使其正常萌出
○ 第二磨牙萌出期的咬合诱导

1 侧方牙群替换期的特征及其利用方法

在侧方牙群替换期，有乳牙存在时的牙弓宽度仍在持续增大，而替换后的恒牙列牙弓宽度，除因牙冠形态的原因稍有变化外，原则上几乎没有变化。所以，计划扩弓治疗的要在乳牙存在时进行，这点很重要。

特别是计划将前牙区排列间隙扩大时，必须在恒尖牙萌出前实施。原因是尖牙部牙弓宽度和尖牙间颊侧牙槽嵴间宽度的增大在尖牙出龈时停止，之后，尖牙间牙弓宽度开始持续稍稍减小。而前牙区和磨牙区的排列区域已确定，如果基于这一点，则不能忽略这个时期的治疗。

另一方面，必须知道上下颌第一磨牙间牙弓宽度在侧方牙群替换期之前是增大的，所以，这个时期进行正畸治疗，第一磨牙牙弓宽度的增大，可能也是生长发育自然的增大。

但是，下颌第一磨牙间牙弓宽度不同于上颌，最初稍有增大倾向，而以下颌第二乳磨牙脱落时间为基准的牙龄观察时，从这个时期开始牙弓宽度是稍稍减小的。其主要原因如图 5-1 所示，下颌牙弓呈抛物线形，越向前方宽度变得越短，因此第二乳磨牙脱落会产生 3mm 左右的 Leeway 间隙，第一磨牙向前方移动，这个移动使第一磨牙间牙弓宽度减小。像这样微小的变化，因为使用了特别的牙龄作指标观察，只在最初时很明显。

上下颌颊侧牙槽嵴间宽度及牙弓宽度表现为类似的变化。但是以该部位的恒牙出龈时间为基准的牙龄观察，很多部位在出龈前后 2 年间，和根据年龄的观察有不同的变化。那就是很多部位在出龈 1 年前开始增大，至出龈时达到顶点，以后减小。这个变化随着年龄观察比较，我们相信更正确。所以，如果这一时期能够维持增大的状况，对临床是极有意义的，也需要今后的深入研究。

腭部宽度，除去乳尖牙和恒尖牙区外，乳磨牙区、前磨牙区以 2mm 间隔所测量的全部部位，在 15 岁之前显示增大倾向，之后大致稳定。而磨牙区则持续增大到近20 岁时。

■图5-1

下颌第二乳磨牙脱落是导致第一磨牙间牙弓宽度减小的主要原因

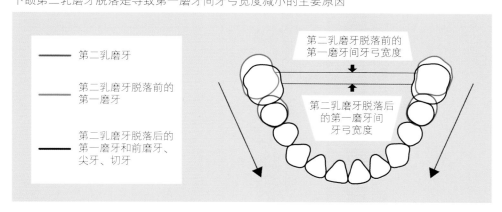

还有，腭部高度也是除去乳尖牙外，所有部位显示渐次增大倾向，但是恒尖牙出龈后，尖牙部也转为增大的变化。腭部高度的增大量越向后部越大，后部的增大持续到 20 岁左右。所以不能使用吸附在腭部的基托型装置进行腭部的维持治疗，装置佩戴后每 2 年间隔必须更换新的。

下颌舌侧牙槽嵴间宽度，在乳尖牙、第一、第二乳磨牙部，当该部位继承恒牙或邻接恒牙萌出时，表现为减小。因此，成为基托型装置不合适和折断的原因，有必要磨削基板组织面和边缘，或更换新的装置。但是，切缘、牙尖从颌骨内萌出不是舌侧牙槽嵴间宽度减小的原因，而牙胚的大小、在颌骨内的位置等是宽度减小的原因，如何阻止下颌舌侧牙槽嵴宽度缩小，如何使下颌牙弓扩大，今后需做深入研究。

侧方牙群替换期牙弓的长度，是在第二乳磨牙脱落之前，测量从恒中切牙唇面最突出点到左右侧第二乳磨牙最远中点连线的距离。牙弓长度在这个时期不断持续增大。第二乳磨牙脱落后的牙弓长度的测量方法，后部测量点更换为左右侧第一磨牙的最近中点连线。由于这个变化，第一磨牙部较第二乳磨牙稍稍偏前方，致使长度稍有缩短。这个缩短并不停止，之后第二乳磨牙脱落之后更加减小，脱落后 1 年半左右，减小显著。减小的主要原因是第二乳磨牙的脱落伴第一磨牙的近中移动。侧方牙群的牙列不正，特别是前磨牙颊舌侧移位，是牙弓长度减小的开始，希望尽可能从早期开始治疗。

以上的详细内容，请参照第 2 章中"咬合诱导必须了解的牙列、咬合、牙槽嵴、腭部的生长发育知识"的内容。

必须知道，没有进行牙髓摘除治疗和根管治疗的乳牙和邻接面未患龋的健全侧方乳牙的存在，为顺利替换做出了贡献，有利于防止包括第一磨牙、前磨牙的恒牙侧方牙群发生的拥挤。

1) Leeway间隙是因第二乳磨牙而产生的

不言而喻，Leeway 间隙是指上下颌各自的乳牙侧方牙群，即乳尖牙、第一、第二乳磨牙牙冠最大近远中宽度总和，减去恒牙侧方牙群的尖牙、第一、第二前磨牙牙冠最大的近远中宽度总和的差值。上颌约为1mm，下颌约3mm，乳牙的侧方牙群宽度较恒牙大。因此，一般而言乳恒牙的替换是顺利进行的。但是，这个差值主要是上下颌第二乳磨牙牙冠近远中宽度大产生的。如图5-2所示，上下颌乳尖牙和第一乳磨牙的牙冠最大近远中宽度大的总和，较之尖牙和第一前磨牙牙冠最大近远中宽度的总和小，特别是上颌更加显著。从这个事实来看，仅靠 Leeway 间隙，侧方牙群的正常排列还是难以办到的。因此，形成正常排列的相关因素还有：恰当的替换顺序、替换时间等，如不限于这样一些因子来说明，则很难说清楚。

■图5-2

Leeway间隙的各种见解

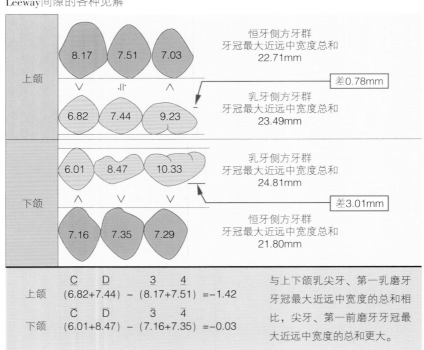

（町田幸雄.《乳牙列期咬合诱导》 P99.引用.有改动）

　　图 5-3 是下颌左侧第二乳磨牙刚刚脱落时的口腔内照片，第二前磨牙近中存在很大间隙。本病例的 Leeway 间隙考虑主要是这个间隙。本图的尖牙和第一前磨牙排列在正常位置。一般地，在下颌，乳尖牙和第一乳磨牙牙冠最大近远中宽度总和与恒尖牙和第一前磨牙牙冠最大近远中宽度总和大致相等，而乳尖牙和第一乳磨牙间约有 75% 存在灵长间隙。因此，和上颌相比，下颌尖牙突出的病例几乎没有。

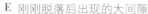

■图5-3

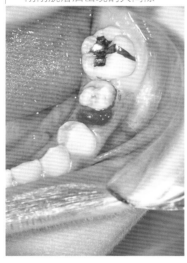

E　刚刚脱落后出现的大间隙

2）为什么上颌尖牙多突出

　　如图 5-4 所示，上颌尖牙突出的病例为什么多呢？其理由是和下颌相比，上颌 Leeway 间隙小，另外，乳尖牙和第一乳磨牙牙冠最大近远中宽度的总和比恒尖牙和第一前磨牙牙冠最大近远中宽度总和小得多，而且上颌的出龈顺序，第一前磨牙之

■图5-4

上颌尖牙突出例

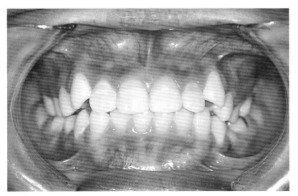

后尖牙才出龈等等。特别是上颌乳牙侧方牙齿的邻接面龋蚀和早失发生频率更高、上颌第二乳磨牙滞留也是主要的原因。

3）Leeway间隙即使是负值，也能成为正常牙列

笔者等曾经发表了《即使是负的 Leeway 间隙的病例也能成为正常牙列》的著作 [83、84]。在没有乳牙早失，而移行为恒牙列的 77 例中，呈现负的 Leeway 间隙的病例有 13 例，占 16.9%，这些全部存在于上颌。而在这 13 例中，成为正常牙列的是 9 例，拥挤牙列的 4 例。在成为正常牙列的负 Leeway 间隙的量：左侧 −0.56mm，右侧 −0.46mm，而在拥挤牙列的 Leeway 间隙的量：左侧 1.1mm，右侧 −1.19mm。正常牙列和拥挤牙列的病例比较检查，结果如下：

A. 正常牙列和拥挤牙列，其乳牙牙冠最大近远中宽度的大小，几乎没有变化。而恒牙牙冠最大近远中宽度，拥挤牙列比正常牙列的值大。

B. 4 个恒切牙萌出完成时，其前牙区的间隙量，在正常牙列中，平均有 1.51mm，而拥挤牙列中，则平均为 −4.61mm，反而被认为是相互重叠的。

C. 乳尖牙间牙弓宽度，正常牙列比拥挤牙列大。

D. 侧方牙群的出龈顺序，正常牙列中，左右侧均为 3、4、5 的顺序出龈的有 4 例，4、3、5 的顺序有 5 例。而全部拥挤牙列左右侧均为 4、3、5 的顺序。

E. 以腭部皱襞为基准，观察中切牙切缘和第一磨牙的位置，正常牙列和拥挤牙列均向前方移动。

F. 与拥挤牙列相比，正常牙列前部牙槽基底长度减小量小，而后部的绝对值大。

G. 正常牙列中切牙牙轴向前方倾斜。

由于这些主要原因，即使是负的 Leeway 间隙，也有成为正常牙列的。笔者和药师寺指导的福山达郎所进行的《有关乳尖牙和尖牙排列位置的变化》的学位论文 [55、85]，更进一步证明这一点。

该研究从乳牙列完成期开始，到恒牙列稳定期的平均 15 年中，每隔 2 个月采集资料，得到多年的石膏模型 50 例，左右 100 侧，调查了乳尖牙和尖牙的位置变化。本研究重点对恒牙列完成时的排列状态，即正常牙列 30 例和拥挤牙列 20 例分别进行比较研究。乳尖牙和尖牙的位置变化，对基准平面从垂直方向摄影得到乳尖牙和尖牙相关各 4 点，即最近中点、最远中点、唇面最突出点和舌面最突出点。乳尖牙和尖牙平均位置变化如图 5-5 所示，其中，从乳牙列完成开始到乳尖牙刚脱落为止，从恒尖牙牙冠萌出完成开始到恒牙列稳定期为止，观察乳尖牙和尖牙最远中点的位置变化，可知：成为正常牙列时，尖牙的位置比乳尖牙明显向前方。因此，即使 Leeway 间隙为负值，因其排列间隙被追加，从而成为正常牙列。相对地，拥挤牙列中，其乳尖牙和尖牙最远中点大致在相同位置。

■图5-5
上颌乳尖牙和尖牙的平均位置变化 [85]

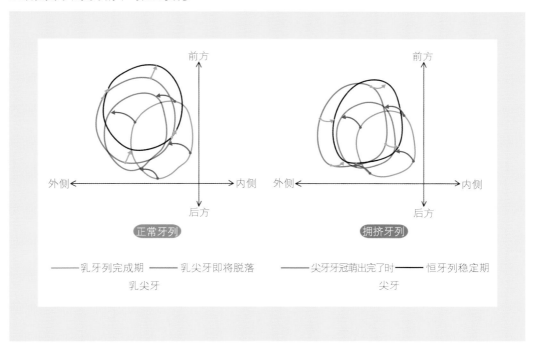

2 侧方牙群保持间隙的重要性

1）健全的乳牙侧方牙群可预防前磨牙和第一磨牙部的拥挤

杉浦[28]的学位论文证实，健全的乳牙侧方牙群的存在，可预防前磨牙和第一磨牙发生拥挤。表5-1表示没有乳牙早失情况时，拥挤发生在上下颌各部位的研究结果。拥挤大部分集中于上下颌前牙和第二磨牙区。相对地，前磨牙区的发生是前磨牙单发以及和其他部位并发的情况极少，在上颌为2例，下颌为2例。第一磨牙部更少，上颌没有，下颌仅发生1例。对于前牙区，即使在前方牙群的乳牙全部存在时，拥挤也多有发生。与此相对，在健全的乳牙侧方牙群的存在下，前磨牙和第一磨牙部的拥挤发生率极低，因此，侧方牙群部的乳牙早失时，立刻进行间隙的保持是非常重要的。

■表5-1

没有乳牙早失的情况下拥挤的发生部位[28]

发生部位		上颌 例数（%）	下颌 例数（%）
拥挤多发	仅前牙区	18(69.2)	24(77.4)
	仅第二磨牙区	4(15.4)	0(0)
	前牙和第二磨牙区	2(7.7)	4(13.0)
拥挤发生少	仅前磨牙区	0(0)	1(3.2)
	前牙和前磨牙区	2(7.7)	1(3.2)
	前牙和第一磨牙区	0(0)	1(3.2)
合　　计		26(100)	31(100)

根据杉浦三香论文[28]改动

另外，即使乳牙侧方牙群全部健全，上颌侧方牙之一的尖牙也有唇侧移位的情况。如前所述，这是因为尖牙一般在第一前磨牙之后出龈，而上颌尖牙和第一前磨牙牙冠最大近远中宽度比乳尖牙和第一乳磨牙约大1.5mm。如果第二乳磨牙脱落前第一前磨牙已萌出，其后萌出的尖牙则间隙不足，当然会向唇侧移位。在这样困难的条件下，上颌侧方牙群要正常排列与很多因素有关，其中主要的因素是在尖牙萌出途中第二乳磨牙脱落，尖牙的萌出力推动第一前磨牙向远中移动，利用Leeway间隙达到正常排列，这样不是最妥当吗？第二乳磨牙脱落前，尖牙和第一前磨牙已经正常排列的病例也有，而这种情况是如前所述的、尖牙的最远中点在乳尖牙最远中点的前方萌出的情况，与中切牙牙轴向前方倾斜等因素有关。

2）对侧方乳牙早失的间隙保持

乳牙侧方牙齿早失和邻面龋，造成恒牙萌出间隙狭窄和消失，图5-6、图5-7表示这些因素造成了恒牙侧方牙群的拥挤。对于邻面龋，在间隙缩小尚未出现时须及时进行牙冠修复，保持牙冠近远中宽度，这样的治疗非常重要。另外，对乳牙早失部位必须立刻佩戴间隙保持器，来防止间隙的缩小。发生根尖病变等必须拔除乳牙时，须事先制作保持器，拔牙后立即佩戴。

对于侧方牙群部的乳牙早失，使用可摘义齿型间隙保持器时，如果进入牙齿替换期，此部位的牙槽嵴短时间内会出现显著的形态变化，因此基托组织面和边缘须进行频繁调磨，基托的调磨间隔也会缩短。还有，带环或全冠丝圈式和嵌体式保持器这样的游离端型固定间隙保持器，从乳牙列开始如需长时间佩戴，当侧方牙群进入替换期，如基牙先行脱落，邻牙也脱落时，因为不断会有保持作用消失的情况，所以不推荐这样的间隙保持器。

从前方牙群的乳切牙和恒切牙替换开始，到侧方牙群替换期，对于乳牙侧方牙齿早失的情况，上颌制作腭弓式保持器，下颌制作舌弓式保持器是好方法。乳牙列

■图5-6

因上颌左侧第二乳磨牙早失致第二前磨牙腭侧移位

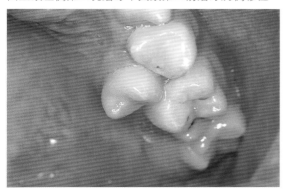

■图5-7

因下颌左侧第二乳磨牙早失致第二前磨牙萌出间隙不足

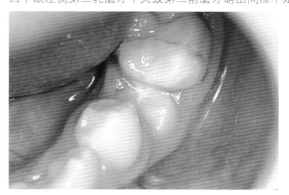

期开始使用的像丝圈式保持器的游离端型固定式间隙保持器，常会遇到需要替换的情况。图 5-8（A）是下颌右侧第一乳磨牙早失病例，佩戴嵌体杆式保持器，因杆接触的乳尖牙脱落而失去间隙保持作用，但因为对侧侧方恒牙中 3 个牙齿已全部萌出，所以没有必要重新制作新的装置。从间隙保持部位的牙槽嵴来看，如果未出现因恒牙正从颌骨内萌出而显示的牙槽嵴膨隆，判断恒牙尚需 1 年以上时间才出龈，则有必要制作新的间隙保持器。所以，切除杆部（图 5-8（B）），制作舌弓式保持器（图 5-8（C）），粘结（图 5-8（D）），舌弓接触下颌切牙牙颈部（图 5-8（E））。图 5-8（F）是保持器佩戴 1 年 6 月个月后，第一前磨牙尚未出龈，而第二乳磨牙已脱落。图 5-8（G）是粘结 1 年 10 个月时的口腔内照片，尖牙、第一、第二前磨牙全部萌出于正常位置，保持器去除（图 5-8（H））。

■图5-8

舌弓式保持器1例

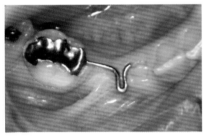
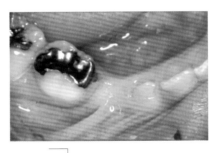
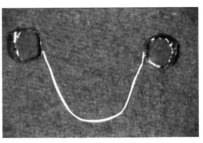

（A）D|早失，E|粘结嵌体杆式间隙保持器，C|脱落

（B）从 D|牙槽形态判断，有必要继续间隙保持，切断杆（11 岁 1 个月）

（C）舌弓式间隙保持器

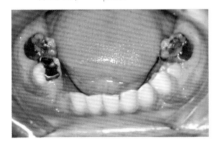
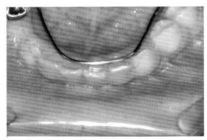
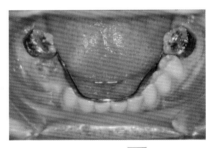

（D）保持器粘结（11 岁 1 个月）

（E）舌弓弧形接触切牙舌面牙颈部

（F）粘结后 1 年半，|4 尚未出龈，E|脱落（12 岁 7 个月）

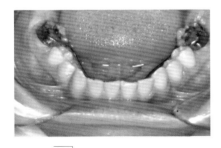
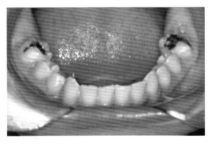

（G）5 4|萌出（12 岁 11 个月）

（H）舌弓式保持器去除，形成正常牙列

图 5-9（A）是上颌左侧第二乳磨牙早失的病例，侧方牙群接近替换，一到这个时期，切牙萌出完成，腭部的形态大致稳定，是腭弓式间隙保持器最适合的时期，因此制作佩戴腭弓式保持器。如果制作的腭弓接触到切牙腭侧颈部，则下颌切牙切缘可能碰撞到腭弓，而造成咬合创伤，因此，固定于腭部中央。图 5-9（B）为装置佩戴 1 年 1 个月，左侧第一、第二前磨牙已萌出，但同侧乳尖牙尚未替换，对侧乳尖牙和第二乳磨牙也尚未替换。所以两侧尖牙萌出间隙似乎没有缩小，装置继续佩戴。图 5-9（C）是 11 岁 2 个月时口腔内照片，左右侧侧方恒牙全部萌出完成，已成为正常牙列。因此，去除保持器（图 5-9（D））。

■图5-9
腭弓式间隙保持器1例

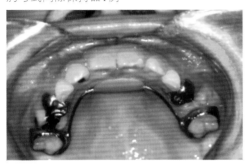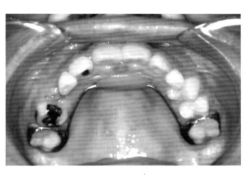

(A) ⌐E̲ 早失，佩戴腭弓式保持器（8 岁 9 个月）

(B) 佩戴后 1 年 1 个月。4̲5̲ 已萌出，E̲ C̲|C̲ 尚未替换，3̲|3̲ 萌出间隙得到确保，因此装置继续佩戴（9 岁 10 个月）

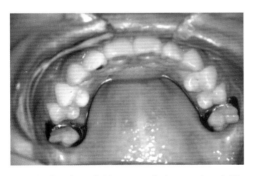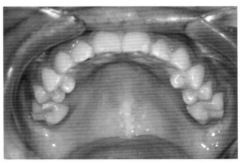

(C) 佩戴 2 年 3 个月，5̲4̲3̲|3̲ 萌出（11 岁 2 个月）

(D) 去除腭弓式保持器，形成正常牙列

舌弓式和腭弓式保持器一般都是在第一磨牙粘结带环，患龋的危险性高，所以，粘结前需进行氟制剂涂布，粘结后也必须彻底预防龋病。长期使用情况下，有时必须去除装置，进行龋病预防。

3 Leeway 间隙的利用

1) 利用片切调磨解除上颌尖牙前突

对于上颌牙列，即使 Leeway 间隙存在，一旦替换时间稍有偏离，仅第一磨牙近中移动就可能消耗掉 Leeway 间隙，成为尖牙突出的原因。

图 5-10 (A) 上颌右侧尖牙正在萌出，稍稍近中颊侧移位。第二乳磨牙尚存在，根据 X 线片牙根的状况，暂时不会脱落。如果就这样放置，在第二乳磨牙脱落前，尖牙萌出结束，则尖牙突出的可能性极大。所以，为预防尖牙突出，如图 5-10 (B) 所示，对第二乳磨牙的近中邻面进行调磨，这样，因为尖牙的萌出力使得第一前磨牙远中移动，则上颌牙列很有希望成为正常牙列。这个方法在 Finn S. B.的著作《临床儿童口腔医学》中有介绍 [62]，并得到 Hitchcock H. P.的推荐。

图 5-10 (C) 是调磨 2 个月后，上下颌尖牙为尖对尖的咬合关系，上颌尖牙尚在萌出途中。而调磨后 6 个月，如图 5-10 (D) 所示，上颌尖牙远中移动，上下颌尖牙成为正常的咬合关系。但上颌第二乳磨牙还存在，可见片切调磨是行之有效的方法。图 5-10 (E) 是同时期的上下颌，已成为正常咬合。图 5-10 (F) 是调磨后1年 1 个月的上颌右侧侧方牙群，尖牙突出已消除，第二乳磨牙也已脱落，恒牙已全部替换。调磨后没有进行保持，经过 13 年 8 个月，即 25 岁 7 个月时，完全没有复发 (图 5-10 (G))。图 5-10 (H) 是同时期的咬合状态，维持正常的咬合关系。应该知道，像这样利用生长发育期，即替换期进行治疗，有极高的成功率。

■图5-10
利用片切调磨解除上颌尖牙突出1例

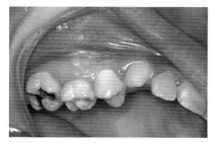
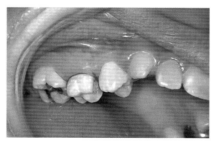
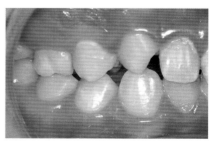

(A) 口腔内萌出途中的 ⎯3⎯ 近中颊侧移位

(B) 为解除 ⎯3⎯ 近中颊侧移位，对 ⎯E⎯ 近中面进行片切调磨 (10 岁 10 个月)

(C) 调磨 2 个月，上下颌尖牙还是尖对尖的咬合关系 (11 岁 0 个月)

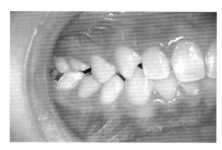

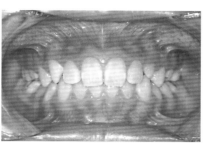

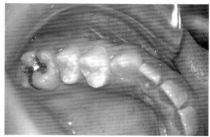

(D) 调磨后 6 个月，⎿3⏌ 远中移动，上下颌尖牙成为正常的咬合关系（11 岁 4 个月）

(E) 和 D 同时期的正常咬合状态（11 岁 4 个月）

(F) 调磨后 1 年 1 个月，正常的上颌右侧牙列（11 岁 11 个月）

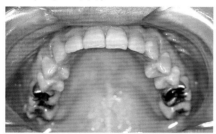

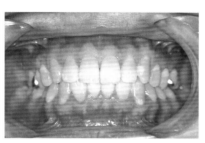

(G) 25 岁 7 个月时的上颌牙列，没有复发

(H) 和 G 同时期的正常咬合状态（25 岁 7 个月）

　　此外，因片切调磨得到的间隙，被第一磨牙近中移动而消耗的可能性较高，所以，此时使用两侧第一磨牙作基牙的腭弓式间隙保持器较好。

2）前磨牙颊舌侧移位的治疗

　　由于侧方牙群替换时的时间偏差、轻度的邻面龋等原因，侧方牙群部恒牙的萌出间隙几乎没有富余，或少量失去。此时，前磨牙常常颊舌侧移位萌出。如果能够在初期颊舌侧移位萌出，如前所述那样上下颌牙尖内斜面相接触时，相互滑动很多也能变成正常咬合。而当牙尖外斜面间接触时，会越发向颊舌侧移位，因此必须立刻治疗，如果在尽可能早的时期进行治疗，还是能比较容易导入正常位置的。也就是说，侧方牙群刚刚替换时，各牙齿的接触状态不像第二磨牙萌出之后那样的紧密接触状态时，治疗还是较容易的。

　　图5-11（A）（B）是上颌两侧第二前磨牙颊侧移位萌出，而第二磨牙尚未萌出。图5-11（C）（D）为左右侧上下颌第二前磨牙牙尖外斜面接触。所以，需要早期迅速制作唇弓焊接钢丝式活动矫治器（图5-11（E）），并佩戴（图5-11（F）（G））。装置佩戴4个月的上颌牙列如图5-11（H）所示，两侧第二前磨牙舌侧移动，成为正常牙列。之后保持不足1年，如图5-11（I）（J），没有复发。因治疗时间和内容不同，也存在治疗后没有必要保持的病例。本病例的治疗完成时，上下颌中线有偏离，对比图5-11（B）清楚表明，中线偏离并非因本治疗而发生。另外，关于中线的不一致，根据著者指导的杉山瑞穗[42]进行的有关上下颌牙列正中线多年的观察，即使在没有发生过乳牙和恒牙早失的恒牙列中，上下颌牙列中线一致的大约不足1/3。而且，距正中左、右0.25mm以内，左右侧合计0.5mm以内范围的偏差，均属于一致型。所以，即使有些偏差在临床上也认为是正常的。

■图5-11
临近替换结束时上颌两侧第二前磨牙颊侧移位的治疗

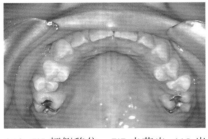

（A）5|5 颊侧移位，7|7 未萌出（10 岁　（B）和 A 同时期的咬合状态，5|5 颊侧
　　 10 个月）　　　　　　　　　　　　　　 移位（10 岁 10 个月）

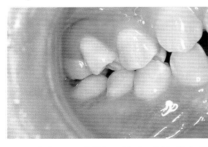 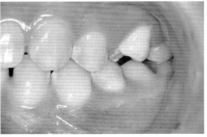 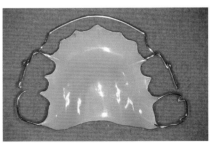

（C）右侧上下颌第二前磨牙的牙尖外　（D）左侧上下颌第二前磨牙的牙尖外　（E）唇弓焊接钢丝的活动矫治器
　　 斜面相接触　　　　　　　　　　　　 斜面相接触

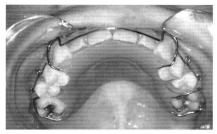

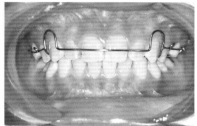

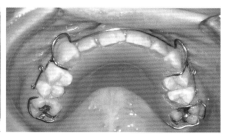

（F）矫治器佩戴，钢丝与 5|5 颊面接触（10 岁 10 个月）

（G）和 F 同时期，矫治器佩戴时的咬合状态

（H）矫治器佩戴后 4 个月。5|5 舌侧移动，成为正常位置（11 岁 2 个月）

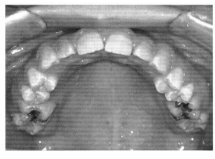

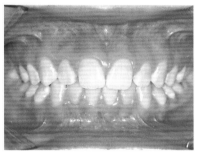

（I）治疗完成后，保持不足 1 年，未复发（12 岁 2 个月）

（J）和 I 同时期的正常咬合状态（12 岁 2 个月）

3）治疗切牙拥挤能利用 Leeway 间隙吗

为解除切牙区的拥挤，能否利用 Leeway 间隙的问题，笔者认为切牙萌出完成后利用 Leeway 间隙，复发情况多，因此，原则上不应该实施。如果要利用，也应限于侧切牙萌出之前进行。例如，切牙萌出中乳尖牙近中面片切调磨之类的治疗。

图 5-12（A）是 11 岁 9 个月患儿的上颌牙列，左侧侧切牙唇侧移位、萌出已完成，右侧第二乳磨牙已脱落，第二前磨牙正在萌出，而左侧第二乳磨牙尚存在，金属冠修复。因此，对左侧侧切牙唇侧移位，可利用 Leeway 间隙进行治疗。但第二乳磨牙为金属冠修复，不能进行片切调磨。而 X 线检查表明第二乳磨牙接近脱落，所以，决定将其拔除，并利用 Leeway 间隙进行治疗。该咬合诱导所用矫治器，如图 5-12（B）所示，将唇侧移位的侧切牙移动到正常位置，在模型上侧切牙唇面切削到其成为正常的位置，制作接触该面的唇弓。由于这样的弯制，利用唇弓弹性将切牙向腭侧移动。同时，为补足侧切牙间隙的不足，制作 V 字型螺旋弹簧，前端贴近尖牙近中面，使尖牙和第一前磨牙远中移动。唇弓的末端和 Adam 卡环的脚部确保了第二前磨牙的萌出间隙（图 5-12（C））。图 5-12（D）是矫治器佩戴 4 个月，侧切牙腭侧移动，成为正常位置，尖牙和第一前磨牙远中移动，第二前磨牙正在萌

■图5-12

利用Leeway间隙治疗萌出完成后的唇侧移位上颌侧切牙1例

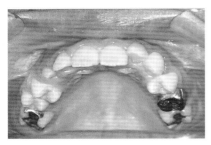

（A）萌出完成后 $\underline{2}$ 唇侧移位和金属冠修复的 $\underline{E}$ （11岁9个月）

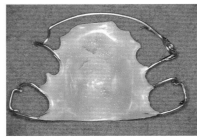

（B）推 $\underline{2}$ 腭侧移动的，含用于 $\underline{3}$ 远中移动的 V 字型螺旋弹簧的活动矫治器

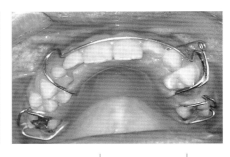

（C）利用唇弓使 $\underline{2}$ 腭侧移动和 $\underline{3}$ 远中移动， $\underline{E}$ 拔除，确保 $\underline{5}$ 的萌出位置（11岁9个月）

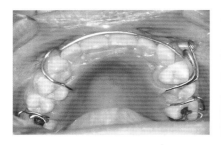

（D）矫治器佩戴后4个月， $\underline{2}$ 进入正常位置， $\underline{34}$ 远中移动， $\underline{5}$ 正常位置萌出中（11岁11个月）

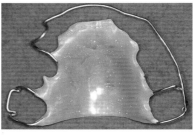

（E）活动矫治器改造后成为保持器

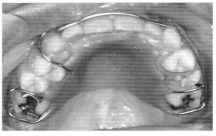

（F）佩戴保持器（11岁11个月）

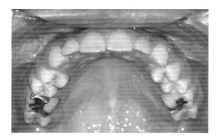

（G）保持器佩戴后1年5个月时的上颌牙列，已保持正常，撤去装置（13岁4个月）

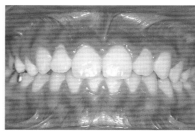

（H）和 G 同时期的咬合状态

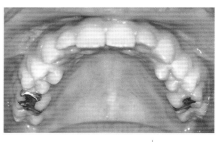

（I）保持器去除后5个月， $\underline{2}$ 复发唇侧移位（13岁9个月）

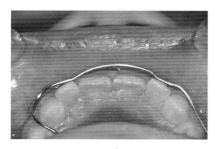

（J）利用唇弓进行 $\underline{2}$ 的腭侧移动（13岁9个月）

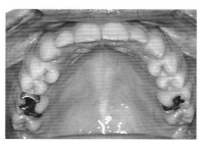

（K）保持器佩戴中， $\underline{2}$ 成为正常位置（15岁5个月）

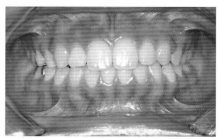

（L）和 K 同时期的咬合状态

出。因各牙齿已移动到正常位置，将使用的矫治器进行少量改造，成为保持装置，即图 5-12（E）所示的左侧唇弓弓丝从进入基板部分切断，并少许伸展，与 Adam 卡环水平部分焊接。佩戴该保持器（图 5-12（F）），1 年 5 个月后，如图 5-12（G）（H），保持了治疗完成时的状态，撤去保持装置。但撤去后 5 个月，复发，侧切牙恢复到治疗前的唇侧移位状态（图 5-12（I）），所以，再次利用保持装置，将唇弓上侧切牙唇面稍稍向腭侧推压，装置佩戴如图 5-12（J）。之后，医嘱尽可能佩戴保持装置，如图 5-12（K）(L)，1 年 8 个月后的口腔内照片。改良的保持装置佩戴期间，没有出现上颌侧切牙的复发，之后，患儿由于学习忙碌，没有复诊，以后的状态不能把握。这样的病例敢于出示，是因为我想说明，前牙区的排列完成后，利用 Leeway 间隙，陷于失败的可能性很高。本病例是切牙萌出完成后的前牙区拥挤，过去相信利用 Leeway 间隙能够解决、但是失败了的病例。这种病例在临床实际中不是很多见吗？另外，对咬合诱导和正畸科治疗后的病例，应观察到成长发育大致完成时的 20 岁左右，有必要收集、汇总治疗方法、保持时间、保持器的种类等病例数据，并分析发表。为此，学会和大学的科室应共同进行合作研究。

4 同一口腔内利用成长发育部位时和不利用时的对照

关于那些利用成长发育进行治疗后，已变为正常牙列和咬合的病例，有这样的疑问：自然放置不会变好吗？然而要知道其真实性绝非容易的事。在此，笔者介绍一个例子，对于近中唇侧移位、正在萌出的上颌左右侧尖牙，一侧片切调磨第二乳磨牙近中邻面，另一侧不做任何治疗。

图 5-13（A）所示的病例，上颌两侧尖牙近中唇侧移位，正在萌出。而两侧第二乳磨牙还存在，右侧为银嵌体修复，左侧是金属预成冠修复（图 5-13（B））。为使其成为正常牙列，利用尖牙的萌出力，期望尖牙和第一前磨牙远中移动。而一般情况下，侧方牙群顺利替换时，在尖牙萌出的适当时期，第二乳磨牙一脱落，利用此时产生的 Leeway 间隙成为正常牙列的例子很多。但当第二乳磨牙脱落延迟，在此之前尖牙萌出一旦完成，由于萌出间隙不足所致的尖牙近中唇侧移位，则永久停留在这样的位置上。图 5-13 的病例，左右侧第二乳磨牙的 X 线片显示，第二乳磨牙的脱落和两尖牙的萌出并非期待的那样。所以为了人为地确保萌出间隙，对第二乳磨牙近中邻面进行片切调磨。右侧第二乳磨牙如图 5-13（C）所示，调磨近中邻面。而左侧第二乳磨牙因粘结金属预成冠，不能进行调磨。所以建议患儿去除金属冠，但是患儿和家长没同意，以为有可能变成正常牙列，不愿做任何治疗，只期待经过观察而有改变（图 5-13（D））。图 5-13（E）显示对右侧第二乳磨牙做了调磨，经

■ **图5-13**

对口腔内萌出途中近中唇侧移位的上颌两侧尖牙右侧治疗、左侧不治疗的结果

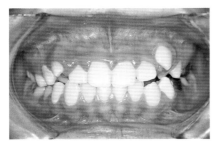

（A）3|3 口腔内萌出中伴近中唇侧移位（女，10 岁 11 个月）

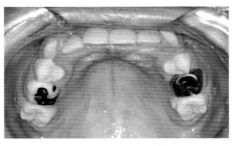

（B）3|3 近中唇侧移位，E| 银嵌体修复，|E 金属预成冠修复（11 岁 0 个月）

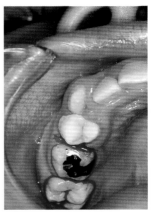

（C）为解除 3| 近中唇侧移位，调磨 E| 近中邻面（11 岁 0 个月）

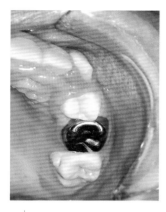

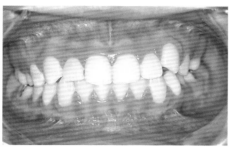

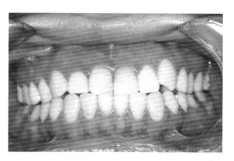

（E）　$\underline{\underline{E}}$ 切削调磨后 1 年 3 个月，$\underline{\overline{3}}$ 进
入正常位置，而 $\underline{\overline{3}}$ 还是近中唇侧位
（12 岁 3 个月）

（D）　$\underline{\overline{E}}$ 因为金属预成冠修复
而未做处理，放置观察
（11 岁 0 个月）

（F）　22 岁 2 个月时的口腔照片。$\underline{\overline{3}}$ 为
正常位置，而 $\underline{\overline{3}}$ 还是近中唇侧位

　　过 1 年 3 个月后的变化。上颌两侧第一磨牙萌出后，其前方牙齿开始全部替换，此时，上颌右侧尖牙排列于正常位置，而未做治疗的左侧尖牙则保留其唇侧移位的状态。这个病例证明了调磨第二乳磨牙的有效性。即使在这时，医师还是提出对左侧突出的尖牙进行治疗，但患儿家长仍然没有接受。

　　图 5-13（F）是 22 岁 2 个月时的口腔照片，上颌左侧尖牙依然是唇侧移位状态，说明利用成长发育进行治疗的重要性。遇到这样偶然治疗的病例可知，同一口腔内，治疗部位和未治疗部位明显不同。

　　上颌尖牙一般接续第一前磨牙萌出，而上颌尖牙和第一前磨牙的近远中最大宽度的总和比上颌乳尖牙和第一乳磨牙的总和约大 1.5mm。上颌 Leeway 间隙约 1mm，这全部因为第二乳磨牙近远中宽度大而产生的，所以，为使上颌恒牙侧方牙群正常排列，尖牙萌出时间最好和第二乳磨牙脱落时间相辅相成。所以，对第二乳磨牙脱落延迟的病例，在尖牙萌出中，有必要片切调磨第二乳磨牙近中面。但过早调磨，又会出现被第二乳磨牙近中移动消耗掉的危险性增高，所以必须选择适当的时机进行调磨。如果担心，最好以两侧第一磨牙为基牙，使用腭弓式间隙保持器。

5 侧方牙群的迟萌牙和埋伏牙的治疗

侧方牙群萌出延迟牙和埋伏牙的发生频率最高的是尖牙，尤其上颌更是占绝对多数。前磨牙部很少发生，磨牙部除第三磨牙外，有时第一磨牙会萌出延迟[78]。

原则上，牙根发育 2/3~3/4 的迟萌牙，如果获得充足的萌出通路，则自行萌出。与此相对，牙根几乎发育完成的埋伏牙，则有必要开窗牵引。

1）开窗后自行萌出的上颌尖牙及其扭转的治疗

图 5-14（A）所示的病例，因上颌两侧乳尖牙近远中面和唇面 3 个牙面患龋，8 岁 0 个月时行复合树脂牙冠修复，10 岁 10 个月时右侧乳尖牙牙髓坏死，形成瘘管。图 5-14（B）的 X 线片显示根尖病变形成，牙根吸收延迟，并引起继承恒牙胚的回避现象，成为大致水平的位置。另一方面，左侧乳尖牙牙根如图 5-14（C）所示大部分吸收，继承恒尖牙即将出龈。

所以立刻行右侧乳尖牙拔除（图 5-14（D））、开窗（图 5-14（E）），恒尖牙牙尖已突破唇侧牙槽骨露出（图 5-14（E））。

另外，图 5-14（B）的 X 线片显示引起回避现象的右侧尖牙牙根形成不足 2/3，尚未弯曲，所以考虑其可能自行萌出，缝合拔牙创（图 5-14（F））。在拔除右侧乳尖牙时，左侧乳尖牙诊断为临近脱落，而 8 个月后未脱落、滞留，继承恒尖牙于其唇侧出龈。而行开窗的右侧尖牙尚未出龈（图 5-14（G））。但拔除后 1 年未牵引，牙尖的一部分自行出现于口腔内，稍稍扭转，一直观察到可以进行治疗为止，再行治疗（图 5-14（H））。同时期 X 线片可见右侧尖牙稍稍扭转、位置异常（图 5-14（I））。而左侧尖牙大致萌出于正常位置（图 5-14（J））。如果开窗时的牙根形成状态是正常牙齿出龈时的状态，即 2/3~3/4，则不进行牵引，确保萌出通路畅通，则可以自行萌出。

如图 5-14（K）所示，12 岁 5 个月时，开窗侧尖牙牙冠尚未完全萌出，扭转可以开始治疗了。图 5-14（L）是治疗上颌右侧尖牙扭转用的活动矫治器。矫治器的唇弓呈 "4" 字弯曲，其前端位于扭转尖牙唇面远中，从舌侧为弓丝的顶端接触舌面的近中部，加力来解除扭转（图 5-14（M））。治疗开始后 1 年 3 个月，扭转解除，矫治器撤去（图 5-14（N））。这样的治疗在牙齿萌出途中，即在其部位的成长发育尚未完成时期进行，是好办法。治疗后未行保持，1 年 3 个月后未复发（图 5-14（O））。

■图5-14

开窗后自然萌出的上颌尖牙及扭转的治疗

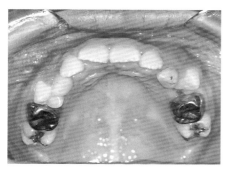

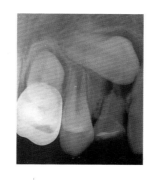

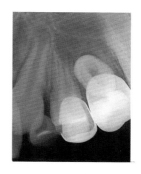

（A）C|C 2 年 10 个月前行复合树脂修复牙冠，4|4 萌出（女，10 岁 10 个月）

（B）C 根尖病变，牙根吸收延迟，3 的回避现象及牙根形成 2/3（10 岁 10 个月）

（C）C 即将脱落，3 诊断为临近出龈（10 岁 10 个月）

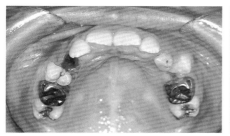

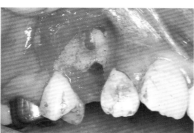

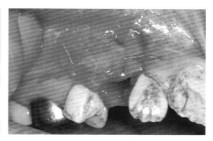

（D）因 C 形成根尖病变，而拔除（10 岁 10 个月）

（E）3 开窗，牙尖唇侧露出（10 岁 10 个月）

（F）期待 3 自行萌出，缝合拔牙创（10 岁 10 个月）

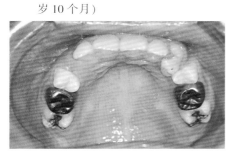

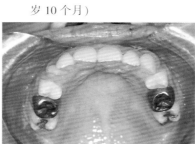

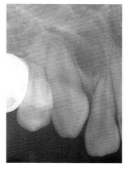

（G）3 未出龈，C 滞留、3 牙冠一部分萌出（11 岁 6 个月）

（H）C 拔牙后 1 年，3 稍稍扭转，自行萌出

（I）扭转萌出的 3 的 X 线片

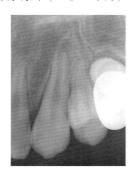

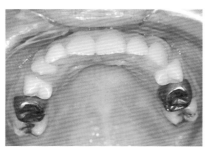

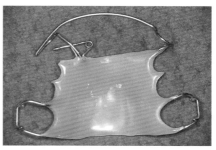

（J）大致正常位置萌出的 3 的 X 线片

（K）3 扭转的治疗开始（12 岁 5 个月）

（L）3 扭转治疗用的活动矫治器

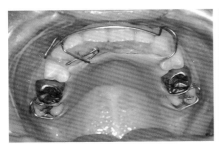 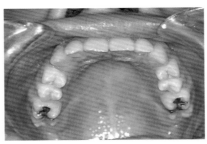 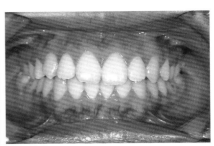

（M）唇弓接触 ⎣3 的唇面远中部，舌面近中部与钢丝接触，扭转治疗开始（12岁5个月）

（N）⎣3 扭转治疗完成，之后未做保持（13岁8个月）

（O）扭转治疗完成后1年3个月，未复发（14岁11个月）

2) 下颌迟萌尖牙的治疗

图5-15（A）是9岁4个月男患儿下颌右侧尖牙已经萌出，而左侧尖牙尚未出龈。在此追溯本病例8岁9个月时的X线片，左侧乳尖牙如图5-15（B）所示，存在根尖病变，因继承恒尖牙胚出现回避现象，立刻拔除该乳尖牙。继承恒尖牙牙根大部分未完成，拔除病因乳尖牙后，观察期待恒尖牙自行萌出。之后10个月，尖牙未出龈，因对侧尖牙大致萌出完成，行开窗治疗。开窗发现如图5-15（C）所示，尖牙唇面自口底向上，大致水平位埋伏。所以唇面粘结舌侧钮，利用唇弓的弹力牵引。图5-15（D)(E)是牵引开始后约1个月的口腔内照片和X线片，可见尖牙牙冠舌侧位、牙轴在唇舌方向向舌侧倾斜，X线片可见尖牙为近远中大致正常的方向。牵引开始后1年4个月，如图5-15（F）所示，进入大致正常位置，牵引终止，如图5-15（G）撤去装置。之后未进行保持，成年20岁6个月时未复发（图5-15（H））。图5-15（I）显示21岁0个月时的咬合状态。

■图5-15

下颌萌出延迟尖牙的治疗

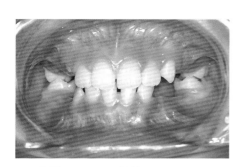
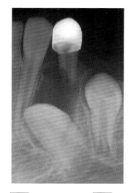
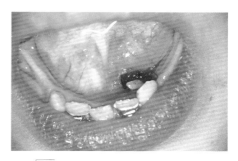

（A）⌐3 萌出途中，⌐3 未出龈
（9 岁 4 个月）

（B）C⌐ 根尖病变，3⌐ 回避现象（8 岁 9 个月）

（C）3⌐ 唇面位于口底，牙尖向上（9 岁 7 个月）

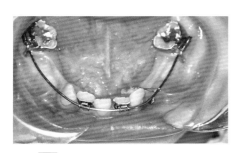
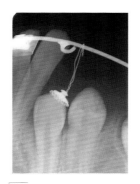
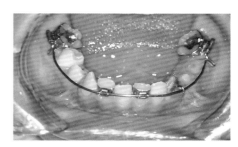

（D）3⌐ 唇面黏结舌侧钮，牵引进行中（9 岁 8 个月）

（E）3⌐ 牵引中，牙轴变为近远中正常方向（9 岁 8 个月）

（F）牵引开始后 1 年 4 个月，成为大致正常位置（10 岁 7 个月）

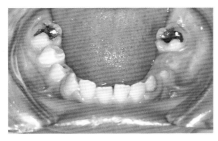
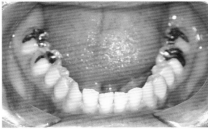
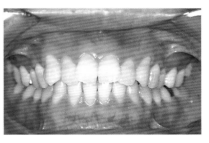

（G）撤去装置（10 岁 7 个月）

（H）3⌐ 未复发（20 岁 6 个月）

（I）正常的咬合状态（21 岁 0 个月）

3) 上下颌第一磨牙迟萌的治疗

图 5-16（A）是 10 岁 7 个月男患儿上下颌左侧第一磨牙部 X 线片，均未出龈。上下颌第一磨牙 6 岁时出龈，平均出龈时间为 6 岁 2 个月到 6 岁 8 个月。恒牙一般在出龈后 3 年牙根发育完成。所以，10 岁 7 个月时，牙根已经到了发育完成的年龄。虽然这么说，但本病例上下颌牙根发育均未完成。考虑这是萌出延迟的原因之一，可是，如果看该牙根的完成度，应该已经出龈了。所以立刻开窗，上颌左侧第一磨牙仅牙龈开窗即可，下颌左侧第一磨牙则行骨开窗。图 5-16（B）是下颌左侧第一磨牙开窗前的照片，图 5-16（C）是刚刚行骨开窗的照片。开窗后 7 个月，上下颌第一磨牙均达到咬合平面（图 5-16（D））。图 5-16（E）是开窗后 2 年 8 个月时的 X 线片，上下颌第一磨牙牙根基本发育完成，而上下颌第二前磨牙已达到咬合平面，牙根尚未发育完成。若上下颌第二磨牙不出龈，则考虑仅开窗治疗即可成功。

■图5-16
上下颌第一磨牙萌出延迟的治疗（提供：大多和由美）

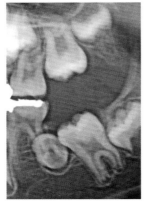 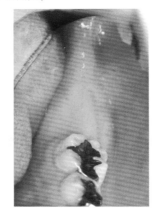 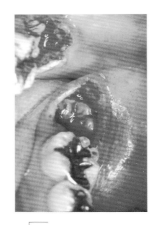

（A）上下颌左侧第一磨牙部 X 线片，6| 和 |6 均未出龈，牙根发育未完成（10 岁 7 个月）

（B）|6 骨开窗前（10 岁 7 个月）

（C）|6 刚刚骨开窗后（10 岁 7 个月）

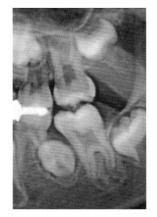 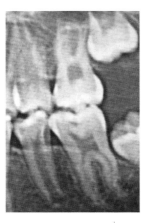

（D）开窗 7 个月后，6|、|6 均达到咬合平面（11 岁 2 个月）

（E）开窗后 2 年 8 个月，6|、|6 牙根基本发育完成（13 岁 3 个月）

6　发生回避现象的前磨牙早期治疗，使其正常萌出

　　侧方牙群部的乳磨牙根尖病变，导致恒牙胚发生回避现象，病因乳牙拔除，继承恒牙萌出于口腔内大致正常的位置，在此介绍这样的一个病例。

　　图 5-17（A）是关崎和夫提供的病例，为 7 岁 4 个月女患儿口腔内照片，主诉下颌切牙区拥挤就诊。图 5-17（B）是同时期口腔曲面断层片，下颌左侧第一前磨牙牙胚在正常位置。图 5-17（C）是以下颌左侧第一前磨牙牙胚为中心的放大照片。

■图5-17

发生回避现象的第一前磨牙萌出于口腔内基本正常的位置（提供：关崎和夫）

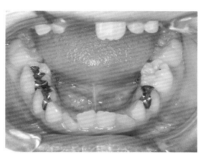

（A）以 21|12 拥挤为主诉来院就诊

（女，7 岁 4 个月）

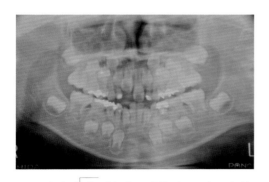

（B）来院时 4| 牙胚在正常位置（7 岁 4 个月）

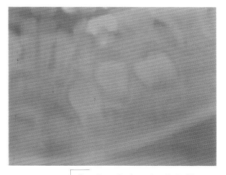

（C）以 4| 牙胚为中心的放大像

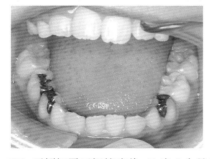

（D）下颌切牙区拥挤改善（9 岁 3 个月）

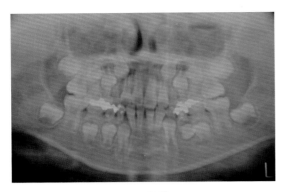

(E) 9岁3个月时，4| 牙胚变为水平位

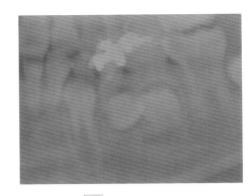

(F) 以 4| 牙胚为中心的放大像

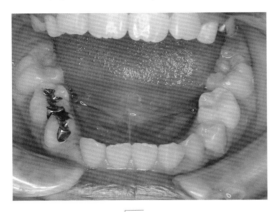

(G) 病因乳牙拔除，4| 在口腔内大致正常位置
萌出（9岁11个月）

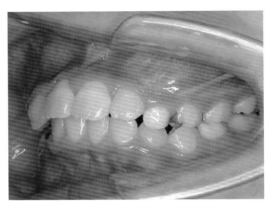

(H) 和G同时期的咬合状态

图5-17（D）是9岁3个月时口腔内照片，下颌切牙部的拥挤因扩弓治疗得以改善。同时期的全景片显示，下颌左侧第一前磨牙牙胚因其替换乳牙的根尖病变而发生回避现象，成为大致水平位（图5-17（E））。图5-17（F）是以变为水平位的第一前磨牙牙胚为中心的放大照片。因此，立刻拔除病因乳牙，图5-17（G）(H) 表示下颌第一前磨牙方向转变，于基本正常的位置萌出于口腔。正如这些病例所显示的，由于病因乳牙早期拔除，发生回避现象的继承恒牙能够得以萌出于口腔正常位置，这一点必须知道。

但是，如果病因乳牙长期放置而不治疗，发现回避现象的断承恒牙会出现牙根弯曲，则从开始就无法期待其能够正常自行萌出。

7 第二磨牙萌出期的咬合诱导

1）下颌第二磨牙出龈后第二前磨牙才出龈的现象多见

在正常咬合的症例中，第二磨牙出龈后，第二前磨牙才出龈的病例在上颌极少见，而在下颌则存在较多。根据堀川[6]的学位论文，在调查的正常咬合者 30 名、左右 60 侧中，第二磨牙出龈后，第二前磨牙才出龈的，如表 5-2 所示，在上颌右侧仅出现 1 例，出现率不过 1.7%。而下颌左右侧合计出现 13 例，占 21.7%。与上颌不同，下颌乳尖牙和第一乳磨牙的牙冠最大近远中宽度合计与恒尖牙和第一前磨牙的值几乎相同，由第二乳磨牙产生的 Leeway 间隙，在下颌侧方牙群的正常排列中几乎没有得到利用。

■表5-2

正常咬合病例的第二前磨牙和第二磨牙的出龈顺序型[6]

顺序型	上颌 例数（%）	下颌 例数（%）
第二前磨牙→第二磨牙	57(95.0)	42(70.0)
(第二前磨牙·第二磨牙)	2(3.3)	5(8.3)
第二磨牙→第二前磨牙	1(1.7)	13(21.7)
合　　计	60(100.0)	60(100.0)

（·）指同时出龈

2）第二磨牙部拥挤和锁𬌗导致颌偏位

恒牙列中拥挤发生最高的部位，不言而喻在前牙区，其次为第二磨牙区。图 5-18 是杉浦[28]的学位论文，显示前牙区和第二磨牙部的拥挤发生率。发生率的表示，在前牙区和第二磨牙部同时发生拥挤时，即使是 1 个病例，也要 2 个部位都计算。研究结果显示，第二磨牙部的拥挤发生率，在上颌 26 例中有 6 例，占 23.1%，下颌 31 例中有 4 例，占 13.0%，这些拥挤主要是指第二磨牙的颊舌侧移位。这样的拥挤表现，在我们的牙列排列状态研究中，表示为正常牙列、间隙牙列和拥挤牙列 3 个大类。

■图5-18

拥挤好发的部位

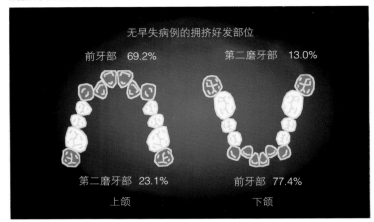

由于第二磨牙的萌出，本来正常的牙列会突然变为不正牙列，偶尔上下颌颊舌侧移位形成锁𬌗，根据各个病例，不只是停留在第二磨牙的不正上，还会出现颌偏位现象，这一点必须知道。因此，必须坚持定期复查，直到恒牙列最后完成为止。

图5-19的病例是上颌右侧第二磨牙的大幅度颊侧移位（图5-19（A）），下颌右侧第二磨牙稍稍舌侧移位（图5-19（B）），上颌舌尖外斜面和下颌颊尖外斜面接

■图5-19

因第二磨牙部锁𬌗而致的颌偏位

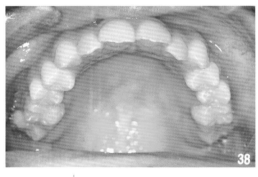

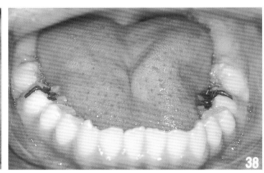

（A） 7⏌大幅度颊侧移位（13岁8个月）

（B） 7⏌稍稍舌侧移位（13岁8个月）

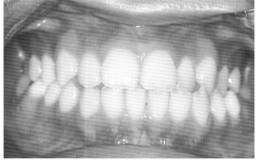

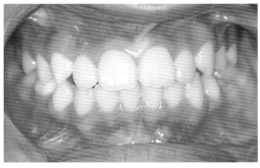

（C）因右侧第二磨牙部锁𬌗出现颌偏位，上下颌中线大幅度偏离（13岁8个月）

（D）锁𬌗出现前的咬合状态，中线的偏离很小（11岁6个月）

触，形成锁𬌗，但并不仅仅停止在此，下颌向右侧大幅度偏位，因此上下颌正中线发生很大的偏离（图 5-19（C））。图 5-19（D）是锁𬌗之前的咬合状态，上下颌中线的偏离极其微小。

第二磨牙萌出期是恒牙列的咬合接近完成时期，变成不正牙列和错𬌗畸形的危险性很高，必须要充分注意。

3）第二磨牙锁𬌗的治疗

第二磨牙部出现锁𬌗的情况较多，一般是上颌第二磨牙大幅颊侧移位，下颌第二磨牙多为舌侧稍稍移位，仅仅上颌颊侧移位的情况也时常遇到。无论是哪种情况，都希望在上下颌第二磨牙接触之前开始治疗。制备石膏模型，明确诊断为锁𬌗的病例，若立刻进行治疗，则短期内能够容易地纠正为正常咬合。

图 5-20（A）是诊断为左侧第二磨牙部锁𬌗的病例。上下颌第二磨牙已经形成咬合，所以立刻对其进行治疗，在上颌带环颊面、下颌带环舌面焊接挂钩，粘结在第二磨牙，然后交叉挂拉橡皮圈，改善锁𬌗（图 5-20（B））。图 5-20（C）是带环佩戴后 9 个月的口腔内照片，锁𬌗已解除。图 5-20（D）是撤去带环时，形成了正常的咬合。

■图5-20

第二磨牙部锁𬌗的治疗例

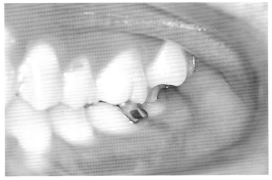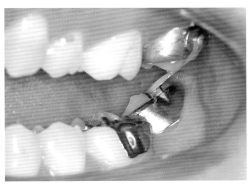

（A）第二磨牙部的锁𬌗（14 岁 7 个月）　　（B）带环粘结，使用交叉橡皮圈牵拉（14 岁 7 个月）

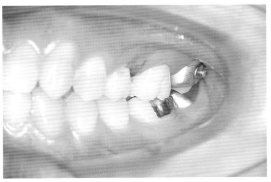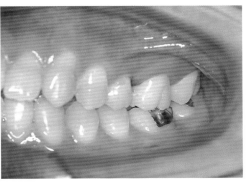

（C）治疗开始后 9 个月，锁𬌗解除（15 岁 4 个月）　　（D）带环去除，形成正常咬合（15 岁 4 个月）

仅仅是上颌第二磨牙颊侧移位的病例也较多，对这样的病例，可使用钢丝嵌入的基托型活动矫治器，钢丝位于牙齿颊面，使后者向腭侧移动。

4）第二、第三磨牙和拥挤相关联吗

认为第二、第三磨牙的萌出和拥挤有关联性的论文也有，认为没有关联性的论文占多数。Keene[86]和Richardson[87-88]等认为第三磨牙的存在和恒牙列的排列状态有关联，而大多和[89-90]、Brodbend[91]、Forsberg[92]等则认为没有关联。杉浦[28]在其学位论文中，调查了第三磨牙和拥挤的相关性，认为不能看出明确的关联性。辻野[21]的学位论文对乳牙列期到青年期口腔领域的成长发育中，正常咬合的28例病例进行了研究，由于没有用到拥挤牙列的病例，第三磨牙和拥挤的关联性也就没有研究，而对第三磨牙是否存在进行了调查，其结果如表5-3所示，第三磨牙正在出龈的病例很少，大多数病例第三磨牙已存在。虽然是正常咬合，但从大多数第三磨牙存在的事实看，笔者认为第三磨牙的存在和拥挤没有关联性。

■表5-3

正常咬合例第三磨牙的有无[21]

第三磨牙的状态	上颌	下颌
观察期间内两侧均出龈	2	3
观察期间内仅单侧出龈	4	4
观察期间内两侧均未出龈	18	15
两侧牙胚均缺失	1	4
仅单侧牙胚缺失	1	2
不明*	2	1

*不明：X线片未拍摄。
下颌有1例出龈，因此上颌合计28例，下颌合计变为29例。

图5-21（A）是第二磨牙尚未出龈、下颌侧方牙群处于替换期的病例，为正常牙列。但当其第二磨牙萌出后的口腔状况如图5-21（B）所示，下颌两侧中切牙舌侧移位，变成拥挤牙列。从杉浦[28]的调查结果可知，伴随第二磨牙的萌出，主要是前牙区出现拥挤的，上颌26例中有1例，占3.9%，下颌31例中有8例，占25.8%。

■图5-21

下颌第二磨牙萌出和前牙区拥挤

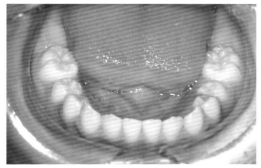 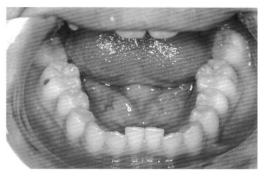

（A）第二磨牙未出龈，正常牙列　　　　　（B）第二磨牙萌出，前牙区出现拥挤

　（女，10 岁 4 个月）　　　　　　　　　　（14 岁 10 个月）

　　从这些研究结果来看，第二磨牙萌出和拥挤之间似乎有很大关联性，但看法一变，结果就不同。上颌侧方牙群替换期，为使尖牙和第一前磨牙正常排列，有必要利用第二乳磨牙脱落产生的 Leeway 间隙的一部分。而对于下颌，第二乳磨牙脱落产生约 3mm 的 Leeway 间隙，被第一、第二磨牙近中移动所消耗，尖牙、第一前磨牙的正常排列几乎不使用，从这个事实看，比起上颌，下颌第二磨牙萌出伴发拥挤的出现率高，这种考虑方法就难以理解了。另外，下颌侧方牙群部第二磨牙如果有萌出间隙最不足的时期，就是第二乳磨牙脱落之前、第二磨牙临近出龈的颌骨内萌出期。因此，如果因为第二磨牙而导致前牙部拥挤的话，对于这个时期，以上的考虑可以说是妥当的。一般地，第二磨牙萌出时，第二乳磨牙脱落产生约 3mm 富余间隙，因此第二磨牙萌出期是前牙区出现拥挤的原因，这种考虑方法很牵强。

■图5-22

下颌第二磨牙口腔内萌出期，下颌侧方牙群部存在很多牙间隙

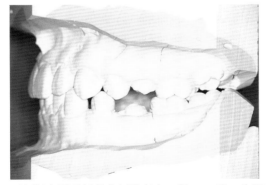

下颌侧方牙群部很多间隙存在（男，12 岁 2 个月）

进一步如图 5-22 显示的上下颌第二磨牙萌出期的左侧侧方牙群，下颌第二前磨牙正在萌出途中，其近远中存在充分的间隙。而且第一前磨牙和尖牙间也存在间隙，和上颌比较，下颌侧方牙群对正常排列更有利。下颌尖牙和第一前磨牙间的间隙，即灵长间隙，在侧方牙群替换后也有很多依然存在。图 5-23（A）是上下颌第二磨牙尚未出龈，侧方牙群替换已经完成，下颌尖牙和第一前磨牙间存在间隙。而第二磨牙萌出完成后，不久间隙即闭锁（图 5-23（B））。

图 5-24（A）显示第二磨牙萌出完成后，15 岁时下颌左右侧尖牙和第一前磨牙间存在间隙，之后闭锁(图 5-24（B）)。像这样，有相当多的病例，下颌尖牙和第一前磨牙间在侧方牙群替换后的较长时期内存在间隙，因此认为"第二磨牙的萌出余地不足"这一点考虑起来比较困难。

■图5-23
侧方牙群替换后，下颌尖牙和第一前磨牙间间隙仍然存在

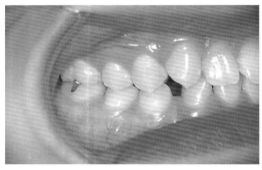

（A）下颌尖牙和第一前磨牙间的间隙（男，11 岁 1 个月）

（B）下颌侧方牙群萌出完成后间隙闭锁（23 岁 5 个月）

■图5-24
下颌尖牙、第一前磨牙间间隙长期存在

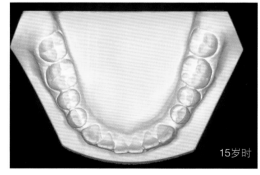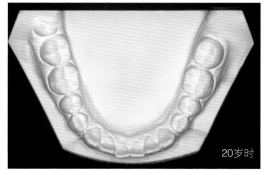

（A）第二磨牙萌出完成后，左右侧尖牙、第一前磨牙间存在间隙（15 岁 0 个月）

（B）恒牙侧方牙齿萌出完成后，间隙也长时间存在，之后闭锁（20 岁 0 个月）

综合以上事实，下颌第二磨牙萌出时，前牙区拥挤的出现必须从多方面的因素来分析。

关于这个问题，笔者并不是认为第二磨牙的影响完全没有，在考虑前面所记述的种种要因时，我们认为其影响并非什么太大的原因。而下颌第二磨牙 11 岁到 13 岁间萌出，和下颌尖牙间牙弓宽度的生理性大的减小却有很大的关联。根据笔者等的调查 [35]，其减小量在下颌第二磨牙萌出从 11 岁到 13 岁年龄上为 1.11mm，以尖牙出龈时为基点的牙龄看，则为 1.21mm。这样大的减小，应该是前牙区拥挤的主要原因。从力的方向来看，如图 5-25 所示，第二磨牙的推力通过第一磨牙、第二、第一前磨牙，对尖牙产生推出的力使其运动，其向前方的推力对前牙区拥挤的形成怎能起到作用呢？而对于前牙区的拥挤，来自两侧因尖牙间牙弓宽度减小的压力，才是应该考虑的主要原因。

■图5-25
下颌第二磨牙萌出期间关于前牙区出现拥挤的考虑方法

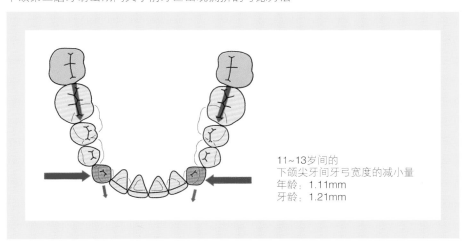

11~13岁间的
下颌尖牙间牙弓宽度的减小量
年龄：1.11mm
牙龄：1.21mm

上下颌第二磨牙萌出完成后，尚残存的牙间间隙的减小、消失等和其他种种因子相关联，上下颌的咬合关系到了 20 岁左右才终于稳定下来。大西 [7] 的学位论文证明，在末端平面为远中阶梯型，而全部变为 Angle Ⅱ类的病例中，经过长期连续观察到 20 岁时，有一部分形成了正常咬合。因此，第二磨牙萌出完成后，也有必要定期复诊检查，直到 20 岁成年。因此，笔者主张儿童口腔科承担的年龄范围、诊疗责任是直到咬合的成长发育完成期的 20 岁左右的患者。

参考文献

［1］Little R M.Stability and relapse of dental arch alignment, Edited by Nanda, R., and Burstone, C. J., Retention and stability in orthodontics, W. B. Saunders Co., Philadelphia, 1993：97–106.

［2］Logan W H G，Kronfeld R. Development of human jaws and surrounding structures from birth to the age of fifteen years, J. A. D. A., 20: March, 1933.

［3］Schour I, Massler M. Studies in tooth development; The growth pattern of the human teeth, J. A. D. A., 1940,27(11): 1778–1793;27(12): 1918–1931.

［4］Massler M., Schour, I., Poncher H. G.. Developmental pattern of the child as reflected in the calcification pattern of the teeth, Am. J. Dis. Child., 62: 33–67, 1941.

［5］日本小儿齿科学会.日本人小児における乳歯・永久歯の萌出時期に関する調査研究.小児歯誌,1988 (26):1–18.

［6］堀川早苗.同一小児における側方歯群部の歯列：歯槽部.口蓋の成長発育に関する累計的研究.歯科 学報,1992,92(11):1409–1516.

［7］大西美香.乳歯列期から永久歯列安定期にいたる側方歯群部の前後的咬合関係の変化.歯科学報, 1995,95(8):793–828.

［8］大東美穂,嘉藤幹夫,大東道治.処置法の相違が乳臼歯の生理的歯根吸収に及ぼす影響の臨床観察. 小児歯誌,2002,40(1):1–9.

［9］米津卓郎.乳臼歯早期喪失部の永久歯出齦時期.デンタルダイヤモンド,1983,8(9):42–43.

［10］吉田昊哲.歯列、歯槽部並びに口蓋の成長発育と、それらの関連性について-特に乳歯列期における 側方歯列部を中心として-.歯科学報,1976,76(6):879–945.

［11］杉原惇.乳歯列期における前方歯群部の歯列、歯槽部：口蓋の成長発育、歯科学報,1980,80(3): 317–387.

［12］古沢博行. 混合歯列前期を中心とした側方歯群部の歯列：歯槽部、口蓋の成長発育. 歯科学報, 1980,80(10):1337–1445.

［13］鈴木千枝子.混合歯列前期を中心とした切歯部の歯列・歯槽部の成長発育.歯科学報,1982,82(7): 1005–1057.

［14］関口浩. 混合歯列中期を中心とした側方歯群部の歯列、歯槽部：口蓋の成長発育. 歯科学報, 1986,86(10):1463–1555.

［15］高野博子.混合歯列中期における切歯部の歯列・歯槽部の成長発育.歯科学報,1984,84(5):735– 797.

［16］高橋哲史. 混合歯列後期を中心とした側方歯群部の歯列、歯槽部：口蓋の成長発育. 歯科学報, 1986,86(11):1589–1676.

［17］難波哲夫.混合歯列後期を中心とした切歯部の歯列・歯槽部の成長発育.歯科学報,1986,96(12): 1751–1821.

［18］久保寺友子.混合歯列後期から永久歯列初期における側方歯群部の歯列、歯槽部：口蓋の成長発育.歯科学報,1988,88（5）：801-903.

［19］中川さとみ.混合歯列後期から永久歯列初期における切歯部の歯列・歯槽部の成長発育.歯科学報,1988,89（2）：299-407.

［20］青木志乃ぶ.上顎切歯の歯列および歯槽部の成長発育に関する累年的研究——乳歯列期から永久歯列期まで一.歯科学報,1997,97（12）：1413-1475.

［21］辻野啓一郎.青年期における切歯部の歯列、歯槽部：口蓋の成長発育に関する累年的研究.歯科学報,1996,96（7）：637-694.

［22］宮田太郎.青年期における切歯部の歯列および歯槽部の成長発育に関する累年的研究.歯科学報,1997,96（3）：259-334.

［23］千葉美幸.歯牙年齢と暦齢でみた側方歯群部の歯列、歯槽部：口蓋の成長発育の比較——特に小臼歯の萌出時期について一.歯科学報,1990,90（7）：909-977.

［24］孫興奎,関口浩,町田幸雄.切歯の萌出に伴う乳犬歯歯牙間幅径の成長変化.歯科学報,1994,94（5）：407-429.

［25］田中丸治宣.乳歯列期の歯列並びに唇頬側歯槽部の成長発育.歯科学報,1980,80（10）：1417-1470.

［26］矢野慶太.混合歯列前期を中心とした歯列並びに唇頬側歯槽部の成長発育.歯科学報,1988,88（11）：1667-1725.

［27］吉嶺光.第1大臼歯萌出部位の成長に関する研究.歯科学報,1980,80（5）：653-729.

［28］杉浦三香.叢生歯列の発現に関する累年的観察.歯科学報,1995,95（4）：295-319.

［29］桐原俊治,藥師寺仁,町田幸雄.乳歯列期における切端尖頭咬頭頂連続曲線の累年的観察.歯科学報,1998,98（3）：235-266.

［30］Baume L. J.. Physiological tooth migration and its significance for the development of occlusions. I. The biogenetic coarse of the deciduous dentition. J. D. Res,1950,29: 123-132.

［31］須田希.上顎乳切歯抜歯後の歯槽部の形態変化と成長発育.歯科学報,1982,82（6）：713-759.

［32］米津卓郎.上顎第1乳臼歯抜歯後における歯槽部の形態変化並びに成長発育.歯科学報,1981,81（8）：1239-1330.

［33］細矢由美子.下顎第1乳臼歯抜歯後における歯槽部の形態変化と成長発育について.歯科学報,1976,76（12）：1771-1837.

［34］町田幸雄.乳歯列期から始めよう咬合誘導.一世出版.東京,2006:101-108.

［35］辻野啓一郎,町田幸雄.幼児期から青年期にいたる歯列弓幅径の成長発育に関する累年的研究.小児歯誌,1997,35（4）：670-683.

［36］Keiichiro Tsujino, Yukio Machida. A longitudinal study of the growth and development of the dental arch width from childhood to adolescence in Japanese. Bulletin of Tokyo Dental College,1998,39（2）：75-86.

［37］宮田太郎,町田幸雄.幼児期から青年期にいたる歯列弓長径の成長発育に関する累年的研究.小児歯誌,1998,36（1）：80-92.

［38］平嶺小百合,隅田みゆき,米津卓郎,など.1歳6ヵ月から3歳にいたる小児の咬合状態の推移に関する累年的調査.歯科学報,1996,96（8）：837-843.

[39] 鴫田みゆき,外木徳子,米津卓郎,など.3歳から5歳にいたる小児の咬合状態の推移について.歯科学報,1996,96(9):951–955.

[40] 秋元英典.乳歯列期から混合歯列初期にいたる咬合関係の変化に関する累年的研究——特に前後的関係を中心として.歯科学報,1990,90(1):21–70.

[41] 鴫田みゆき.乳歯列期から永久歯列期にいたる被蓋関係の変化に関する累年的研究.歯科学報,1996,96(11):1115–1142.

[42] 杉山瑞穂.上下顎歯列正中線の累年的観察.歯科学報,1997,97(7):749–782.

[43] 町田幸雄,杉浦三香,田中丸治宣.乳歯・永久歯の早期喪失がなかった症例の永久歯列期の歯列・咬合状態.小児歯誌,1997,35(3):510–517.

[44] 町田幸雄.成長発育を考慮したこれからの咬合誘導.日本歯科評論,2001,61(5):152–154.

[45] 笹本由美子,長谷川浩三,町田幸雄.乳歯列期及び4切歯萌出完了期の歯列周長と永久歯列期の必要歯列周長との関連性について.歯科学報,1989,89(11):1743–1744.

[46] 辻野啓一郎,田中丸治宣,町田幸雄.第二大臼歯出齦後に片側性に第一大臼歯転位した一症例.小児歯誌,1995,33(4):823–832.

[47] 長谷川浩三.多変量解析法による永久歯列期の排列状態の予測に関する研究.歯科学報,1986,86(1):27–49.

[48] Moyers R. E.. Handbook of orthodontics, 3rd ed., 369–379, Year book medical publishers, Chicago, 1973.

[49] 小野博志.乳歯および永久歯の歯冠近遠心幅径と各歯列内におけるその相関について.口病誌,1960,27: 221–234.

[50] Mc Namara J. A. Jr., Brudon W. L.. Orthodontic and orthopedic treatment in the mixed dentition, Needham Press, Ann Arbor, 1996.

[51] Arya B. S., Savara B. S., Thomas D. R.. Prediction of first molar occlusion, Am. J. Orthod.,1973,63: 610–621.

[52] Angle E. H.. Classification of malocclusion, Dent. Cosmos,1899,41: 248–264, 350–375.

[53] Baume L. J.. Physiological tooth migration and its significance for the development of occlusions. II. The biogenesis of accessional dentition. J. D. Res,1950,29: 331–337.

[54] 町田幸雄.咬合誘導のとデンタルダイヤモンド,1986,11(4):56–59.

[55] 福山達郎,薬師寺仁,町田幸雄.咬合面方向からみた乳犬歯:犬歯の位置的変化に関する累年的観察——3歳から20歳まで—.小児歯誌,1998,36(2):253.

[56] 杉原惇,伴場せつ,今村幸男,古沢博衍,町田幸雄,早瀬惠子.3.0歳児の歯間空隙について.小児歯誌,1978,16(1):239–251.

[57] 饗庭格太郎,羽賀通夫,浮谷実,など.全歯排列の研究:第2報 正常群の歯冠傾斜角度.日補誌,1958,2:141–144.

[58] 町田幸雄,宇留賀勝,武田宏行.乳前歯の排列に関する研究:特に上顎乳前歯の唇舌的傾斜度について 第3報.小児歯誌,1973,13:133–141.

[59] 町田幸雄,桐原俊治,今村幸男,など.乳前歯の排列に関する研究:第6報.特に下顎乳前歯の唇舌的傾斜度について.歯科学報,1978,78(11):1573–1582.

[60] Moyers, R. E. Handbook of orthodontics, 3rd ed., 196–198, Year book medical publishers, Inc., Chicago, 1973.

[61] Broadbent B. H.. The face of the normal child, Angle Orthodont.,1937(7): 183–208.

[62] Finn S B. Clinical pedodontics, Saunders Co. U. S. A., 1957.

[63] 町田幸雄,吉田昊哲,関口浩.トリミングを応用した咬合誘導.小児歯誌,1977,15(3):388–389.

[64] 町田幸雄.乳歯ジスキングによる叢生歯列の予防と解消.小児歯誌,2002,40(2):255.

[65] Badcock J H. The Screw expansion plate, Trans, Brit. Soc. Orthodont., May–Dec.,1911;3–8.

[66] Adams C P. The Design and construction of removal orthodontic appliances, John Wright & Sons Limited, Bristol, 1955.

[67] 萩原和彦.こどもの咬合管理と可撤式矯正装置.デンタルフォーラム.東京,1985.

[68] 松井隆弘,島田朝晴.歯列育形成 一般臨床家のための乳歯列の矯正.タインテッセンス.東京,1995.

[69] 濱田則子,萩原和彦,相田誉夫.下顎歯列弓における拡大矯正装置の効果に関する実験的研究.小児歯誌,2002,40(3):531–539.

[70] 関崎和夫.咬合誘導を考える、叢生治療の現在、下顎歯列弓拡大について(Ⅰ)、(Ⅱ)、(Ⅲ)、クインテッセンス,2003,22(9):157–169;2003,22(10):177–191;2003,22(11):187–199.

[71] 関崎和夫.咬合誘導、下顎歯列弓拡大を検証する、クインテッセンス,2009,23(4):82–90;2009,23(5):94–112;2009,23(6):84–98.

[72] 町田幸雄.これからの咬合誘導 22.日本歯科評論,2001,61(5):151–159.

[73] 上條雍彦.東京歯科大学同窓会:口腔機能の維持と回復、咬合を取り巻く形態的要素.日本歯科評論,1979:23–45.

[74] Moyers R. E.. Handbook of orthodontics, 3rd ed., 583–586, Year Book Medical Publishers, Inc., Chicago, 1973.

[75] 町田幸雄,隔田みゆき,宮田太郎,など.歯列・咬合の推移に関する長期観察.デンタルダイヤモンド,1998,23(9):67–71.

[76] 長谷川浩三,中澤直美,外木徳子,など.上顎正中過剰歯の経年的観察.小児歯誌,1991,29(2):48–438.

[77] 野田忠,藤井信雅,小野博志.上顎前歯部過剰歯の経年的観察.小児歯誌,1969(7):152–160.

[78] 兼子周代,望月清志,大多和由美,藥師寺仁,町田幸雄.萌出遅延歯に関する実態調査.小児歯誌,1997,35(4):643–647,1997.

[79] 黒須一夫,柴田輝人,今村基遵.乳歯根と後継永久歯胚との位置関係.小児歯誌,1977,15(1):142–149.

[80] 中村孝,町田幸雄.貴重な症例満載小児歯科カラーアトラス.東京臨床出版.東京.大阪,2009.

[81] 関崎和夫.永久歯萌出異常.デンタルダイヤモンド,2007,32(1):25–26.

[82] 望月清志,大多和由美,町田幸雄,など.永久歯萌出遅延歯の処置法について.小児歯誌,1998,36(4):702–714.

[83] 長谷川浩三,秋元英典,町田幸雄.マイナスのリーウェイスペースを有する歯列の成長発育に関する累年的研究.小児歯誌,1987,25(3):680.

[84] 長谷川浩三, 秋元英典, 町田幸雄. リーウェイスペースがマイナスの歯列の成長発育に関する累年的研究. 歯科学報, 1988, 88(4):700.

[85] 福山達郎, 藥師寺仁. 上顎乳犬歯、犬歯の排列位置の変化に関する累年的研究. 小児歯誌, 2001, 39(3):614-635.

[86] Keene H. Third molar agenesis, spacing and crowding of teeth, and tooth size in caries-resistant naval recruits, Amer. J. Orthodont, 1964(50):445-451.

[87] Richardson M E. The role of the third molar in the cause of late lower arch crowding: A review., Amer. J Orthodont. Detofac. Orthop, 1989(95): 79-83.

[88] Richardson M E. Changes in lower third molar position in the young adult, Amer. J Orthodont. Detofac. Orthop, 1992(102): 320-327.

[89] 大多和和明, 秋山陽一, 村田和久, など. 歯列形態に関する研究——智歯による影響(第1報)—. 国際ジャーナル, 1977(5):445-452.

[90] 大多和和明, 秋山陽一, 城戸俊彦, 早瀬利夫, 村田和久, 高濱靖英. 歯列形態に関する研究 I、智歯による影響 第2報. 西日本歯科矯正学会誌, 1978(22):30-34.

[91] Broabend B H. The influence of the third molar on the alignment of the teeth, Amer. J. Orthodont. Oral Surg, 1943(29): 312-330.

[92] Forsberg C. Tooth size, spacing, and crowding in relation to eruption or impaction of third molars, Amer. J. Orthodont. Dentofac. Orthop, 1988(94): 57-62.

[93] 宍倉寬一. 切歯の排列過程と永久歯列完成期の排列状態との関連性について. 歯科学報, 1991, 91(6):589-611.